RECHERCHES PRATIQUES

SUR

LES PRINCIPALES DIFFORMITÉS

DU CORPS HUMAIN

ET SUR LES MOYENS D'Y REMÉDIER.

IMPRIMERIE DE E. DUVERGÉR,
RUE DE VERNEUIL, N° 4.

RECHERCHES PRATIQUES

SUR LES PRINCIPALES

DIFFORMITÉS

DU

CORPS HUMAIN

ET SUR LES MOYENS D'Y REMÉDIER.

OUVRAGE ORNÉ DE PLANCHES LITHOGRAPHIÉES
REPRÉSENTANT LES MACHINES OSCILLATOIRES ET LES INSTRUMENS
EMPLOYÉS DANS LA CHIRURGIE ORTHOPÉDIQUE.

PAR JALADE-LAFOND,

DOCTEUR EN MÉDECINE,
MEMBRE DE LA SOCIÉTÉ DE MÉDECINE PRATIQUE, etc.

TROISIÈME PARTIE.

TRAITEMENT OSCILLATOIRE.

Paris,

CHEZ J.-B. BAILLIÈRE, LIBRAIRE,

RUE ET VIS-A-VIS L'ÉCOLE DE MÉDECINE, N° 13 BIS.

CHEZ L'AUTEUR, RUE DE RICHELIEU, N° 46.

LONDRES,

CHEZ J.-B. BAILLIÈRE, 3 BEDFORT STREET, BEDFORT SQUARE.

BRUXELLES,

AU DÉPÔT DE LA LIBRAIRIE MÉDICALE FRANÇAISE.

1829.

RECHERCHES PRATIQUES

SUR

LES PRINCIPALES DIFFORMITÉS

DU CORPS HUMAIN

ET SUR LES MOYENS D'Y REMÉDIER.

TROISIÈME PARTIE.

CHAPITRE PREMIER.

TRAITEMENT.

S'il nous est permis de regarder comme prouvé ce que nous avons dit dans les deux premières parties de notre ouvrage, nous pourrons en tirer quelques conséquences qui trouveront bientôt leur application.

Les difformités dont nous avons tracé l'histoire, reconnaissent pour cause primitive une affection antérieure, qui peut quelquefois s'être portée uniquement sur les muscles; mais, dans quelques cas, son action principale s'est exercée sur des parties plus solides. Nous admettrons une

III.   I

exception, lorsque la cause est extérieure, et qu'elle n'a attaqué qu'une seule région musculaire. Cette affection, regardée par beaucoup de praticiens comme un vice particulier auquel on a imposé différens noms, suivant les organes, suivant l'âge où on l'observait, pourrait bien n'être, le plus souvent, qu'un défaut de nutrition, d'assimilation, du moins dans les difformités des os, et principalement dans celles dont le rachis est le siége exclusif.

Nous n'entreprendrons pas une discussion qui serait ici de peu d'utilité; et, d'ailleurs, le point de vue sous lequel nous envisageons cette question a été suffisamment développé dans notre première partie; ce qu'il nous importe de bien noter présentement, c'est l'influence des muscles dans presque toutes ces déviations; primitive ou secondaire, l'action musculaire y est toujours patente; elle dirige, en quelque sorte, la forme de ces difformités, tantôt par un surcroît d'énergie, tantôt, au contraire, par un excès de débilité; il y a néanmoins toujours un défaut d'antagonisme bien facile à constater.

Cette affection primitive peut se développer pendant le temps de la gestation; elle peut donc être héréditaire: nous en avons rapporté des exemples; nous pourrons, nous devrons même admettre que l'enfant peut en sucer le germe avec le lait de sa nourrice; notre neuvième observation en est une preuve. Enfin les autres causes que nous avons reconnues doivent être placées sur une seconde ligne, si ce n'est toutefois un défaut dans l'alimentation ; toujours est-il que c'est dans les premiers temps de notre existence que cette cause se généralise avec nous, à cette époque où notre formation exige un rapport continuel et régulier de tous nos organes.

Une des conditions les plus essentielles et les plus favorables à tout traitement, serait de pouvoir constater une action délétère dès son principe. On sent facilement combien la chose est difficile, pour ne pas dire impossible, dans le cas dont il s'agit ; le trouble particulier d'un organe est bien difficile à reconnaître à cet âge, alors même qu'il est tranché ; que doit-ce donc être lorsque plusieurs organes sont affectés à la fois, comme il arrive le plus souvent ? Aussi ce vice nous semble toujours devoir être général, lorsqu'il vient à s'annoncer par quelque symptôme bien évident ; et les seules fonctions du rachis devront expliquer la plus grande fréquence de ses difformités. Le grand nombre des parties qui entrent dans la composition de la colonne vertébrale, la régularité de rapports nécessaire à l'intégrité de toutes ces parties, la multiplicité de muscles de grandeur et de force variables auxquels elle donne insertion, la variété de ces points d'insertion, joints à sa forme primitive, aux différentes courbures que l'on y remarque dans sa structure normale, et à la multiplicité des mouvemens qui lui sont imprimés pour conserver la rectitude du corps et contrebalancer le poids des organes contenus dans les trois grandes cavités viscérales, sont autant de considérations qui servent à expliquer, même d'une manière toute mécanique, la plus grande fréquence des déviations latérales ; peut-être pourrait-on y ajouter la position de quelques viscères thoraciques, pour celles que l'on remarque du côté droit.

C'est seulement en considérant les difformités sous ce point de vue que l'on pourra établir une sorte de généralité de traitement ; ce que nous dirons de la colonne vertébrale pourra s'appliquer, sauf quelques modifications, aux déviations des autres parties du corps; et, en partant de ce point de départ, nous trouverons l'occasion d'insister sur une condition essentielle du traitement, trop négligée jusqu'ici, à notre avis, et à laquelle nous sommes peut-être redevables d'une partie de nos succès; tant il y a de liaison et d'enchaînement dans tout ce qui peut contribuer à la cure d'une maladie !

Cette explication nous paraît, d'ailleurs, la seule admissible, alors que l'on a vu combien de ces courbures peuvent se rencontrer sur un même sujet. Nous pourrions ajouter quelques exemples à ceux que nous avons déjà décrits, en parlant de l'influence de la scoliose sur la forme du reste du corps ; cette surabondance de difformités que l'on peut attribuer à la scoliose, quand elles se remarquent sur le tronc ou les jambes, ne saurait reconnaître d'autre cause qu'un vice général, s'il vient s'y joindre, ainsi que nous l'avons observé dernièrement sur trois jeunes personnes d'une même famille, des kyllocheiries et des kyllopodies.

Ces complications ne sont pas très rares ; nous pourrions même accuser leur fréquence, dans un moindre degré. On concevra facilement que la guérison se montre alors hérissée de bien grandes difficultés, ou, du moins, qu'elle sera plus longue à obtenir. Il y aura plus de chances de succès, au contraire, si la déviation est simple, qu'elle puisse être attribuée à une cause locale, mécanique, en quelque sorte, comme le torticolis, et quelquefois le pied-bot, que si le mal étant localisé par suite d'une cause morbifique interne, ou d'une violence extérieure, ainsi que cela a lieu le plus souvent dans la cyphose, la maladie de l'os a été portée au point qu'il y ait déperdition de substance. Le pronostic est alors très fâcheux, en ce sens que nous ne connaissons aucun moyen mécanique capable d'y porter remède ; heureusement ce genre d'affections est-il assez rare, et nous ne nous en occuperons pas du tout. L'âge est encore important à considérer, aussi bien que l'ancienneté de la déviation ; il faut aussi prendre en considération les progrès qu'elle a faits, et le degré auquel elle est parvenue.

En général, une déviation est plus facile à guérir, si elle affecte un membre, que si elle existe au rachis ; et, parmi celles-ci, les scolioses offrent plus de chances de succès que la cyphose ; je ne parlerai pas de la lordose dans un état comparatif.

Une seule partie de la colonne vertébrale peut être déviée de sa direction normale. La région dorsale présentera des difficultés plus grandes, à cause de ses connexions avec les côtes ; les vertèbres cervicales plus libres, moins épaisses et moins larges que les vertèbres lombaires, dont la difformité est rarement primitive, seront en même temps plus faciles à ramener à leur rapport normal. L'enfant est-il plus jeune ? la cause moins grave agit-elle depuis un temps moins long ? il y aura bien certainement plus d'espoir de guérison que dans les circonstances opposées. On concevra l'inefficacité de nos soins sur une personne que des maladies antérieures ou présentes priveraient des ressources que nous offre une constitution d'ailleurs bonne.

Nous devons dire aussi que le pronostic varie principalement suivant le mode de traitement qui est adopté.

Les heureux résultats que nous ont procurés nos machines oscillatoires, pourraient nous dispenser d'entrer dans beaucoup de considérations au sujet du mode de traitement que notre expérience nous permet de regarder comme le meilleur; nous allons néanmoins tâcher d'exposer sur quelles bases physiologiques repose leur action générale et commune, en quelque sorte; l'explication qui suivra chacune des nombreuses planches que nous adjoignons à ce livre, mettra à même de voir comment, la donnée principale restant toujours la même, nous exécutons quelque changement suivant la variété de la déviation.

Il est bien difficile, pour ne pas dire impossible, d'établir une règle générale de traitement pour toute une classe de maladies qui reconnaissent tant de causes, se développent sous un si grand nombre de formes, et présentent tant de variétés suivant leur siége, leur nature et leur ancienneté. Il faudrait, en quelque sorte, autant de traitemens que de difformités; l'incertitude de la science orthopédique jusqu'à nos jours pourrait nous servir de preuves; l'incertitude qui l'accompagne encore, aux yeux de beaucoup de praticiens, les nombreuses tentatives de guérison entreprises bien souvent par des personnes étrangères à l'art, sont autant d'enseignemens qui doivent nous détourner de la prétention d'établir une règle générale.

Nous nous contenterons d'énoncer quelques préceptes

applicables, à notre avis, à la pluralité des courbures du rachis.

Doit-on chercher à redresser les courbures du rachis ? Peut-on guérir ses difformités ? Quels sont les moyens les plus rationnels, ceux, en un mot, dont l'expérience a le mieux constaté l'efficacité, dans le traitement des déviations de la colonne vertébrale ?

Telles sont les questions dont nous allons tâcher de donner la solution ; au dernier de ces problèmes viendra se rattacher tout ce qui concerne le traitement proprement dit.

1° Doit-on chercher à redresser les courbures du rachis ? Il semble, au premier coup d'œil, que cette question ne puisse être séparée de la seconde, dont elle est comme le complément indispensable. Du moment où une cure est possible, la tenter doit paraître bien évidemment un devoir. Mais, avant de chercher à savoir si l'on peut redresser les déviations de la colonne vertébrale, nous aurons à examiner s'il n'en peut résulter aucun inconvénient, quel bien en doit revenir, et enfin si ce bien peut être durable. L'examen de cette question sera, d'ailleurs, une réponse aux détractions dont l'orthopédie a été et est encore l'objet. Il suffit, en effet, de jeter un coup d'œil en arrière pour justifier, en quelque sorte, cette prévention, dont la poursuit un grand nombre de médecins; c'est un objet que nous examinerons plus loin.

Il est un axiome médical, le *primùm non nocere*, qui renferme toutes les objections, fondées ou non, que l'on a faites à l'art orthopédique. Que n'a-t-on pas écrit sur de prétendus accidens causés par les moyens d'extension portés sur la colonne vertébrale? Et quels sont ces accidens? La suppression du flux menstruel, la déformation de la mâchoire inférieure, l'altération de la santé, les insuccès et les rechutes après guérison, ou, du moins, lorsqu'on a obtenu une amélioration dans les déformations de la colonne vertébrale.

Nous ne demanderons pas sur quels raisonnemens s'appuient de telles conséquences; nous dirons seulement à ces personnes de venir visiter notre établissement; elles y verront combien leurs craintes sont chimériques.

Elles verront toutes les jeunes personnes confiées à nos soins jouir d'une brillante santé : celles dont la santé était chancelante, et c'est un cas assez fréquent, reprennent des forces, de l'embonpoint, et acquièrent une bonne constitution, sous l'empire d'un traitement orthopédique bien dirigé. Elles verront l'éruption menstruelle s'établir sur nos lits oscillatoires, au lieu d'être supprimée, comme elles affectent de le redouter; et aucune de nos jeunes demoiselles ne leur présentera ces difformités de la mâchoire, signalées si bénévolement. Viendront-elles nous rappeler l'histoire de l'infortunée princesse de Montmorency, étouffée sous une presse, et de cet autre duc de Rohan !... Qui plus que nous déplore ces malheurs, et l'état d'enfance où la science orthopédique est demeurée si long-temps, par le fait seul de l'incurie des médecins qui nous ont précédés. Ils croyaient que toute courbure de la colonne vertébrale était le résultat de la maladie de Pott. Nul compte n'était tenu des fonctions de ce levier, nul de ses courbures naturelles, nul non plus de l'exagération de ces courbures ; les attaches musculaires n'étaient pas davantage prises en considération ; on ne voyait qu'une matière inerte qu'il s'agissait de rendre à une forme droite. Les puissances employées à cet effet correspondaient à ces idées fausses ; et de là sont venus quelques malheurs.... Mais mesurez vos forces à la résistance des organes ; accoutumez-les graduellement à une traction qui leur serait funeste si elle était établie brusquement, et, nous le disons sans crainte d'être démentis par aucun fait, nul accident fâcheux ne peut résulter d'un traitement orthopédique dirigé d'après ces indications, et tel que nous le conseillons plus loin.

On viendra aussi nous reprocher des insuccès : et quel est l'homme assez osé pour prétendre, avec ses faibles moyens, toujours maîtriser la nature? Sans doute, nous avons éprouvé quelques insuccès; mais de ce qu'une inflammation aura résisté à tous les antiphlogistiques, à tous les moyens connus, faudra-t-il renoncer à la médecine? De ce qu'une opération chirurgicale ne réussit pas dans tous les cas, faut-il rejeter toute opération chirurgicale? Le chimiste devra-t-il abandonner ses fourneaux, s'il trouve des corps récalcitrans au feu de son creuset? et cependant le chimiste agit directement sur des corps inertes, d'après des lois qui ont été calculées. Mais entre le médecin et son malade, il y a une puissance à ménager, c'est celle de l'organisation, c'est la vie, en un mot. Faudra-t-il, pour quelques insuccès, priver du bénéfice de l'art les personnes qui sont aptes à en jouir?

Les rechutes, dit-on, sont à craindre: ceci, d'abord, peut dépendre des méthodes de traitement. Nous exposerons plus loin comment on doit moins redouter cet accident avec nos machines que par tout autre moyen; mais en supposant encore que, parmi les personnes redressées par nos soins, il s'en trouvât quelqu'une assez malheureuse pour retomber dans son premier état, serait-on en droit d'en conclure qu'il faut que les autres restent bossues? Qui oserait dire qu'on ne doit jamais tenter l'extirpation d'un cancer, parce qu'il existe des exemples de reproduction? et certes on ne nous accusera pas de choisir les comparaisons les plus favorables à notre cause. Une fois guérie, la personne dont le rachis était dévié se trouve soumise aux mêmes causes de difformités qu'une autre dont la colonne avait toujours été droite; et ne voit-on pas des déviations survenir à tout âge? Il en est de même de toutes les autres affections : une pneumonie peut céder à une saignée; mais de ce que la phlébotomie ne réussira pas toujours à amener une guérison certaine; de ce qu'ensuite la moindre imprudence pourra reproduire l'inflammation du poumon, malgré l'écoulement du sang, doit-on rejeter à tout jamais la lancette? Que l'on convienne donc, s'il y a des insuccès et quelques exemples de rechute, qu'il ne faut pas en déduire des conséquences générales et défavorables à l'orthopédie.

D'ailleurs, toutes les fois que la guérison est possible, il est du devoir du médecin de la tenter, et nous avons assez insisté, dans nos deux premières parties, sur les accidens graves auxquels sont exposées les personnes déformées, pour que nous employions tous nos efforts, à cette fin de les arracher à des souffrances inévitables et à une mort prématurée.

2° Peut-on guérir les déviations de la colonne vertébrale et les difformités de la taille? Cette question, il y a quelques années encore, aurait fait sourire celui à qui elle eût été adressée, persuadé qu'il était de l'impossibilité du fait. Aujourd'hui l'on trouverait encore beaucoup d'incrédules qui seraient étonnés si on leur répondait par l'affirmative. C'est cependant la réponse que nous ferons à cette question : sans cela, à quoi nous eût servi d'écrire ce livre ? Nous nous fonderons sur les observations rapportées dans le cours de cet ouvrage, et sur un grand nombre d'autres qui nous sont advenues depuis. Ainsi nous croyons bien constatée la possibilité de redresser les bosses, si nous pouvons ici employer le terme vulgaire, pour désigner une déviation de la colonne vertébrale, quelle que soit la partie de la colonne qui soit affectée.

Mais combien de temps doit durer un traitement ? Jusqu'à quel âge peut-on guérir ? Voilà des questions qui nous sont adressées tous les jours, et dont nous allons essayer de donner la solution.

Nous avons établi qu'en général une des affections les plus difficiles à guérir, c'est une difformité rachidienne congéniale; les autres, comme nous l'avons vu, se développent presque toujours après la première enfance, et nous sommes rarement consultés à cette époque, où peu de soins suffiraient pour amener une guérison durable; le plus communément nos conseils sont réclamés quand les difformités sont parvenues à un degré très avancé, et alors il est besoin d'un temps beaucoup plus long pour les guérir. Il existe, en Angleterre, une maison où les jeunes personnes contrefaites ne sont pas reçues pour moins de cinq ans ; de cette manière, la guérison est plus assurée : on aurait cependant tort d'assigner cette durée de temps au traitement de toutes les courbures du rachis.

La durée d'un traitement est ensuite soumise à tant de causes de variations, qu'il n'est guère possible de la fixer *à priori* ; en effet, l'âge, le sexe du malade, l'ancienneté, la forme et l'étendue de la déviation, ainsi que les déformations concomitantes du thorax ; une certaine disposition individuelle, la docilité du malade, que l'on ne peut calculer d'avance, sont autant de causes qui peuvent prolonger ou abréger la durée d'un traitement orthopédique. Cependant cette durée peut varier depuis quelques mois jusqu'à un ou deux ans et plus. Le terme moyen peut être fixé à un an, quinze ou dix-huit mois. On ne doit, on ne peut soumettre au traitement orthopédique avant la fin de la première enfance ; passé l'âge de cinq à six ans, nous pouvons établir comme un fait que plus les enfans sont jeunes, plus ils guérissent facilement, et moins le traitement réclamera de temps. Cependant, jusqu'à dix ou onze ans, la différence n'est pas très marquée. Après quinze ans, on éprouve un peu plus de difficultés : à l'époque où les os ont acquis leur solidité, c'est-à-dire après la vingt-quatrième année envi-ron., les difficultés sont beaucoup plus grandes, et il y a beaucoup moins de chances de guérison ; elles sont d'ail-leurs en raison inverse de l'âge. Toutefois on peut encore améliorer l'état des malades, guérir même ; nous en avons des exemples. Mademoiselle M*** a éprouvé beaucoup d'amélioration à l'âge de trente-deux ans.

3° Quels sont les moyens les plus rationnels ? ceux, en un mot, dont l'expérience a le mieux constaté l'efficacité dans le traitement des courbures vertébrales ?

Cette troisième question est plus importante à résoudre ; car elle comprend, il faut le dire, l'orthopédie tout entière, ou l'art de redresser les courbures du rachis, etc. Nous ap-porterons toute notre attention à la solution de ce pro-blème ; nous examinerons successivement tous les moyens inventés pour obvier aux déviations rachidiennes, et nous terminerons par l'histoire détaillée de la thérapeutique employée dans notre établissement.

Nous avons dit que l'on peut guérir un grand nombre de difformités de la colonne vertébrale ; nous avons vu que le traitement employé pour arriver à ce but, lorsqu'il est dirigé par des mains expérimentées, n'expose les malades à aucun inconvénient. Ceci, je crois, est bien établi ; recherchons maintenant quels sont les moyens employés pour arriver à ce but.

Dans toute maladie, lorsque l'on veut conduire le malade à la guérison, l'on s'attache : 1° à combattre les causes, si elles existent encore ; à neutraliser au moins leur effet, si on ne peut les rendre nulles. 2° Après avoir soustrait le malade à l'influence des agens qui avaient apporté des modifications funestes à l'économie, le devoir du médecin est de chercher à détruire les fâcheux résultats, soit par une médecine expectante, en dirigeant convenablement les forces médiatrices de la matière organisée, soit par une méthode perturbatrice, en frondant directement le mal par les moyens que la raison et l'expérience mettent à notre disposition. Aux lésions physiques on oppose ordinairement des moyens que la raison invente, et que l'expérience vient confirmer. Aux lésions vitales, une médication empirique, rendue rationnelle par l'expérience du temps.

Les déviations de la colonne vertébrale comprennent deux genres de lésions ; les unes vitales, par lesquelles la colonne, privée des parties qui la rendent solide, cède à l'action de puissances qui s'exercent sur sa continuité ; les autres physiques, et qui résultent du changement apporté dans la conformation naturelle des parties. Il est bien évident que pour guérir une déviation du rachis, les moyens devront être dirigés, non-seulement sur la courbure osseuse, mais encore sur toutes les circonstances qui ont quelques relations avec la production de cette maladie.

C'est pour ne pas assez faire attention à toutes ces circonstances du traitement, que beaucoup de médecins échouent, et que les autres voient leurs malades éprouver des rechutes après leur guérison. Ce défaut, nous avons cherché à l'éviter dans la confection de nos machines, et dans la direction que nous donnons à toutes les parties de notre traitement.

Pour la solution du troisième problème, nous avons à considérer : 1° les causes de la maladie et les moyens de la combattre ou de s'y opposer ; 2° les moyens d'en faire disparaître les effets, ce qui comprend toute la mécanique orthopédique ; 3° enfin, les moyens de s'opposer à la récidive. Nous ferons rentrer dans cette question le traitement prophylactique, d'où dérivent en effet toutes les ressources de thérapeutique médicale et chirurgicale employées contre la récidive.

§ 1ᵉʳ. Tout ce qui a été proposé jusqu'ici contre les distorsions du rachis est purement et entièrement empirique ; on n'a tenu aucun compte des causes, ni de l'espèce, ni du degré du mal ; on n'a pas fait la distinction si le vice consistait en une cyphose, en une scoliose ou en une lordose,

et si la cause devait être cherchée dans la faiblesse des muscles ou dans le ramollissement des os.

Il est des causes de maladie dont l'action n'est que passa-
gère et ne demande pas à être prise en considération. L'action des autres est plus ou moins prolongée ou permanente;
c'est ce qui arrive pour les déviations de la colonne vertébrale.

Il a été établi antécédemment que la première cause, la
cause prédisposante des courbures de l'épine, était la faiblesse relative de cette colonne osseuse, comparativement
aux puissances qui s'exercent sur elle; en même temps que
les os, par une croissance prématurée ou par une lésion
de nutrition encore peu connue, n'acquièrent pas le degré
de solidité nécessaire pour résister à l'action musculaire, et
surtout au poids des viscères contenus dans la tête, la poitrine, etc. Il en résultera nécessairement un affaissement
dans l'un des points du levier, et dans un sens quelconque;
la direction de la courbure sera déterminée par l'inégalité
des forces qui s'exercent autour de lui; car, sans cette inégalité, l'affaissement serait direct. Or, c'est ordinairement
à gauche que la courbure a lieu, parce que les muscles du
côté droit, plus forts que ceux du côté opposé, attirent les
vertèbres dans leur sens. Telle est l'opinion de plusieurs
auteurs, et, entre autres, de Ludwig. On a vu dans notre
première partie que, tout en partageant cette manière de

voir, nous y mettons cette restriction, que le sens de cette direction est encore déterminé par la présence des viscères, et, entre autres, de l'aorte. Une indication, et c'est la première, la plus importante, est donc de rendre nulle l'action simultanée du poids des viscères et de la contraction musculaire.

Pour arriver à ce but, il n'y a qu'une chose à faire, c'est de placer le malade dans une situation horizontale, dans laquelle la colonne vertébrale n'a plus aucun poids à supporter, et de rétablir l'équilibre entre les forces musculaires, en affaiblissant par le repos ceux qui sont trop forts, et en fortifiant par l'exercice ceux qui sont trop faibles.

Voilà donc des indications senties, et d'où découleront des principes les plus importans de mécanique orthopédique. C'est pour n'avoir pas été guidé par le raisonnement, que les premiers essais dans cette partie de l'art de guérir ont été infructueux et même funestes.

Il ne suffit pas de s'opposer à l'action des causes qui agissent physiquement sur la colonne vertébrale; il faut encore détruire la cause prédisposante, et chercher à ramener la nutrition viciée des os à son type normal; car, sans cela, les autres causes auraient bientôt déterminé une courbure nouvelle, ou augmenté celle qui existe : nous verrons plus loin quelles sont les ressources que la médecine met à notre disposition pour arriver à ce but.

§ 2ᵉ. Une chose évidente est qu'une courbure de la colonne vertébrale, une fois établie, ne peut se redresser spontanément ; c'est au moins ce que l'expérience nous apprend. La nature est donc impuissante, et l'art doit venir à son secours ; il s'agit de lésions physiques, ce sont des moyens physiques que nous leur opposerons.

Un coup d'œil jeté en arrière sur l'enfance et les progrès de l'art, ne sera point inutile à notre sujet ; il nous servira à connaître les machines les plus remarquables employées jusqu'à nos jours, et nous montrera avec quelle rapidité une science s'élève, lorsqu'elle est appuyée, non-seulement sur l'empirisme, mais encore sur la science raisonnée de la physique.

Les instrumens les plus anciens dont on se servait pour guérir les courbures du rachis, correspondaient aux idées que l'on avait de la maladie elle-même. Croyant que la cause du mal consistait en des fractures ou luxations, on opposait à des causes occasionnelles aussi violentes des moyens qui ne l'étaient pas moins.

Les instrumens des anciens, d'Hippocrate, de Petit, de Platner, Duverney, Huck, Camper, Ulhorn, ont été décrits et jugés par Coopmans.

Tout le monde sait comment on redresse un bâton courbé : à ses extrémités sont appliquées deux puissances agissant en sens inverse, tandis qu'une troisième agit directement et immédiatement sur la convexité de la partie déviée ; le but est de ramener cette partie déviée à la ligne droite sur laquelle doivent se trouver tous les points d'un corps droit. La colonne vertébrale déviée a été comparée à ce bâton que l'on veut redresser, et l'on a appliqué sur la partie courbée les mêmes puissances d'action. Pour y réussir, on exerçait une extension sur le corps, et principalement sur le point affecté de courbure. A cet effet, ont été inventées plusieurs machines ; par exemple, l'escarpolette de Glisson, qu'on appliquait au cou ; ou la machine de Levacher, avec les nombreuses modifications que lui ont fait subir Sheldrake, Pflug, etc. Il faut également ranger ici la machine de Van-Gescher et celle de Schmidt, car elles agissent aussi en même temps d'une manière extensive. Mais on n'avait pas calculé que ces forces ne pouvaient agir que médiatement sur le rachis ; que les organes essentiels à la vie se trouvaient interposés ; les corsets et les presses à linge que l'on employa, produisirent des accidens qui les firent abandonner, et l'orthopédie parut un enfant mort-né.

La seconde manière de combattre les difformités de la

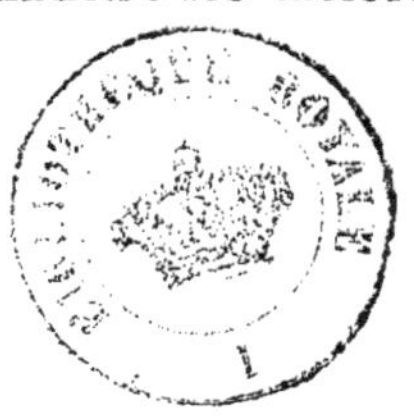

taille était la pression ; les corsets, la croix de Heister avec ses perfectionnemens, la machine de Van-Gesser, etc. agissent de cette manière ; mais on peut faire beaucoup d'objections contre ce procédé. Les corsets contre lesquels se sont élevés Sœmmering, Jœrg et Wenzell, s'appliquent avec la même force sur toutes les parties du tronc, avec lesquelles ils sont mis en contact, et ne peuvent par conséquent pas servir : bien plus, ils doivent nuire lorsqu'ils sont serrés. Moins dangereuse, la Minerve ne fut cependant pas plus efficace, parce que les principales indications n'avaient pas été remplies.

Une autre manière de combattre les courbures du rachis est la position horizontale dans le lit, continuée pendant long-temps. Plusieurs médecins célèbres en font le plus grand éloge.

Venel comprit qu'il n'y avait là qu'une indication de remplie, et qu'excellente par elle-même, la position horizontale était insuffisante ; il sentit avec l'auteur de la Minerve, que le redressement de l'épine ne pouvait s'opérer que par une traction exercée sur les extrémités, en sens inverse, et il imagina son lit.

Depuis Venel, cette tension horizontale a été admise et modifiée de différentes manières par les hommes qui se sont occupés d'orthopédie.

Une nécessité de cette traction permanente est de con-
damner au repos toutes les parties ; ce repos les affaiblit,
alors qu'elles auraient besoin d'être fortifiées, et après le
redressement de l'épine, les muscles, trop faibles pour soutenir la colonne vertébrale, permettent à ce levier de se
courber de nouveau.

Frappés de cet inconvénient, des médecins ont prétendu,
tout récemment, que le redressement de l'épine pourrait
avoir lieu en rétablissant l'équilibre des forces musculaires,
et ont proscrit toute espèce de machines. Ils sont tombés de
Charybde en Sylla. Pour avoir voulu éviter un écueil, ils se
sont jetés dans un autre, au lieu de suivre une route intermédiaire. Nous établissons en fait qu'il est impossible de
guérir une courbure du rachis un peu considérable ou ancienne, par les seules ressources des exercices gymnastiques.

Dans une visite que le célèbre docteur Shaw fit à notre
établissement, il nous dit qu'un médecin avait guéri sa fille
d'une courbure de l'épine, en la tenant suspendue par le cou
au moyen d'un collier qui prenait ses points d'appui sur la
mâchoire, les apophyses mastoïdes et l'occiput ; l'extrémité
supérieure de la colonne vertébrale était le point fixe du
levier, tandis que le poids des extrémités inférieures exerçait
au bas de la colonne une traction assez forte pour redresser

la colonne. On conçoit que ce mode de tension puisse avoir de l'efficacité, mais il est effrayant par sa similitude avec un genre de supplice, et il peut en effet donner lieu à des accidens très graves. On ne saurait l'employer d'une manière assez constante.

La tension de la colonne vertébrale, à ses deux extrémités, dans une situation horizontale, sur un lit à fond convexe et dur, est donc le moyen le plus efficace pour redresser la déviation de l'épine. Le malade est placé sur un lit, la tête fixée supérieurement, au moyen d'un collier de forme variée, et le bassin tiré en bas à l'aide d'une ceinture dont il est entouré. Que cette traction s'opère au moyen de poids ou de ressorts, son action directe sur la colonne vertébrale est toujours la même. Les deux extrémités de ce levier tendent à s'éloigner l'une de l'autre, en même temps que les points de la continuité, déviés de la ligne droite, tendent à s'en rapprocher. On conçoit que si cette traction n'est que momentanée, les parties, par leur élasticité, auront bientôt repris leurs rapports vicieux; si elle est trop faible, toutes les forces seront perdues dans l'effort nécessaire pour mouvoir la tête et le bassin; si elle est trop forte ou trop brusque, elle produira dans la moelle épinière des désordres fâcheux, peut-être une compression meurtrière.

Nous pouvons donc établir en principe que la tension au

moyen des lits mécaniques doit avoir un certain degré de force auquel on ne peut atteindre que progressivement, et qui ne saurait être dépassé sans des inconvéniens plus ou moins graves. Ce degré varie suivant les forces individuelles, et ne peut être connu que par l'expérience. Nous le fixerons plus ou moins, autant que nous le pourrons, pour laisser le moins possible à l'arbitraire.

Pendant que la colonne vertébrale est soumise à la tension, voici ce qui se passe : les deux extrémités, comme nous l'avons dit, s'éloignent réciproquement, tandis que les points intermédiaires se rapprochent de la ligne médiane. Ce rapprochement ne peut avoir lieu que par l'affaissement des cartilages ou du corps des vertèbres déviées du côté de la convexité, endroit où ces organes ont le plus d'épaisseur ; du côté de la concavité, au contraire, les cartilages sont tendus et s'allongent ; or, toute partie comprimée se nourrit moins qu'une partie qui est libre ; d'où il suit que, du côté de la convexité, pendant la tension, la nutrition des os ou des fibro-cartilages se fait en moins, c'est-à-dire qu'elle diminue ; par conséquent l'équilibre tend à se rétablir, tandis que du côté concave les os et les cartilages qui avaient été affaissés tendent, par le tiraillement auquel ils sont soumis, à reprendre leur volume primitif. Voilà probablement comment les choses se passent lorsqu'une colonne vertébrale est soumise à une tension. Quant aux effets physiques, la chose est hors de doute, et on peut s'en assurer en soumettant à l'extension une colonne vertébrale déviée et dépourvue de parties molles, comme nous nous en sommes assuré.

Quelques nourrices ont l'habitude vicieuse de soulever en quelque sorte les enfans par les bras en les faisant marcher : l'expérience nous a appris que, chez les enfans, les ligamens des articulations du bras sont très lâches, et il en résulte souvent des tumeurs blanches; les ligamens inter-vertébraux diffèrent, par leur structure, des ligamens diartrodiaux ; il est pourtant à craindre que, soumis à une tension permanente, ils ne contractent un état de laxité qui favorise les rechutes après guérison, tandis qu'un exercice de ces organes, en même temps qu'ils sont tendus, y active la nutrition, et prévient les effets débilitans d'une tension permanente et uniforme. C'est un des résultats auxquels nous sommes parvenus avec notre procédé de tension rémittente.

Un autre enseignement de l'expérience, c'est l'atrophie plus ou moins complète des organes soumis à un repos trop long-temps prolongé. Cette atrophie est toujours en raison inverse de la densité des organes, ou, pour mieux dire, en raison directe de leur vitalité; or, sur les côtés de la colonne vertébrale, il existe des muscles qui viennent s'attacher à ce levier et exercer leur action sur lui ; une des

conditions de la vitalité des muscles est le mouvement,
l'action, l'exercice. Ces muscles, soumis au repos prolongé
que nécessite ce traitement, se trouvent privés de l'exercice
nécessaire à l'entretien de leur vitalité ; ils s'affaiblissent,
s'atrophient, et deviennent inaptes à soutenir la colonne
vertébrale, lorsqu'elle a été redressée. Ils ont donc besoin
d'exercice. Mais les muscles qui sont situés d'un côté de la
courbure sont plus faibles que ceux du côté opposé, ce qui
a été une des causes efficientes de la déviation. Il faut, pour
rétablir l'équilibre et s'opposer à une récidive opérée par
une inégalité des forces musculaires, exercer ceux-ci de
préférence. Enfin, l'exercice de ces muscles, pendant que
la colonne vertébrale est tendue, a le double avantage
d'augmenter leur nutrition, et de concourir, par la contraction de ces organes, à rapprocher de la ligne médiane les
vertèbres déviées. C'est encore un résultat auquel nous
sommes parvenus dans la confection de notre lit.

Dans ces déviations du rachis, les vertèbres, outre leur
déjètement d'un côté ou d'autre, éprouvent encore une sorte
de torsion sur leur axe, torsion qui rend le redressement de
la colonne plus long, plus difficile, et souvent impossible
par la tension ordinaire. Bien que cette torsion soit le résultat nécessaire de la prolongation de l'action qui a causé
la déviation, nous pensons qu'elle devient une complication

de la maladie, complication d'autant plus importante, selon nous, que nous l'avons toujours remarquée coïncider avec la difficulté de la guérison. Nous allons chercher à mieux rendre notre idée.

Cette torsion n'existe jamais seule, elle n'est jamais primitive; nous l'avons toujurs observée chez des personnes un peu âgées, et chez lesquelles la déviation était déjà ancienne. Nous la croyons donc, comme il vient d'être dit, le résultat de la prolongation d'action de la cause; mais, dans toute déviation ainsi que dans toute maladie, la cause première peut cesser d'exister : une autre, qui, pendant ce temps, s'est pour ainsi dire entée sur la première, persiste, et la maladie peut persister avec elle. Tel est, à notre avis, le cas de l'affection ou plutôt de la complication dont il est question maintenant.

De toutes les causes énoncées dans la première partie, quelle que soit celle qui ait produit une déviation, d'autres viennent s'y joindre; ainsi supposons une déviation produite par le seul poids de la tête : bientôt le poids des viscères de l'abdomen et de la poitrine, la débilité générale de l'individu, l'action musculaire, viennent augmenter l'affection première par leur influence; faites en sorte que la tête ne pèse plus sur le rachis, cela ne suffira point, si vous ne vous opposez à ces causes nouvelles qui agiront bien plus efficacement encore, la maladie étant abandonnée à elle-même.

C'est ainsi que, dans ce dernier cas, une première courbure s'établit vers les dernières vertèbres dorsales. Bientôt une seconde et une troisième viennent la compliquer supérieurement et inférieurement, et enfin une dernière complication est la torsion signalée.

On conçoit alors que la cure sera beaucoup plus difficile et le traitement beaucoup plus long.

Mais ainsi que dans une maladie ancienne et invétérée, comme on le dit, il faut combattre et la maladie en général, et les symptômes, et les complications, nous avons pensé que les moyens ordinaires étaient insuffisans; et cette pensée nous la devons à l'expérience, qui nous a démontré l'impossibilité de guérir ces sortes d'affections avec les moyens qui étaient alors à notre usage. Nous avons donc été amenés à croire qu'en communiquant à la colonne vertébrale un mouvement en sens inverse de celui au moyen duquel cette tension s'était opérée, nous faciliterions beaucoup la cure, et nous rendrions possibles des guérisons qui, jusque là, n'avaient pu s'effectuer. Nous croyons avoir rempli cette indication au moyen de notre lit à fond brisé; avec ce lit, pendant que la colonne vertébrale est tendue, on lui fait exécuter des mouvemens de rotation, mouvemens que l'on peut rendre à volonté plus forts d'un côté que de l'autre, et que l'on peut établir en tel endroit de la colonne qu'il convient. L'expérience prouvera si nous sommes parvenus à notre but.

Les personnes soumises au traitement orthopédique ne peuvent pas rester constamment couchées ; la santé en souffrirait. Aux heures de repas, à certaines heures de la journée, pour la promenade, elles se lèvent ; alors, afin de prévenir les résultats du poids de la tête et des membres supérieurs sur la colonne vertébrale, on soustrait à cette colonne une partie plus ou moins considérable de ce poids au moyen de béquilles, de fauteuils à béquilles, de corsets ou de casques-minerve. Ainsi, pendant la station obligée, on éloigne autant que possible les causes des courbures vertébrales.

Tels sont les moyens mécaniques principaux qui, modifiés suivant les circonstances, peuvent contribuer à la guérison des courbures de la colonne vertébrale.

Ces considérations préliminaires étaient nécessaires pour faire comprendre l'action de nos machines sur l'épine déviée. Il nous sera beaucoup plus facile maintenant d'expliquer la manière d'agir de tout ou partie de ces instrumens, et l'indication que nous avons remplie avec chacune de ces parties.

Avant de soumettre un malade au traitément, il faut

voir s'il n'existe pas de contre-indication ; les contre-indi-
cations sont toutes les lésions organiques assez avancées
pour être incurables, quel que soit d'ailleurs le viscère affecté. Il faut prendre garde toutefois que certaines affections de la respiration et de la circulation, simulant des
lésions organiques au premier degré, et dépendant de la
lésion de la moelle vertébrale, disparaissent par le redressement de la courbure du rachis ; et ce qui paraissait une
contre-indication devient alors une indication positive.
C'est au médecin expérimenté à distinguer ces différens
cas. Si, d'ailleurs, il pouvait y avoir du doute, on tenterait
le traitement avec toutes les précautions convenables, et
l'on se dirigerait d'après les résultats obtenus. Si encore
une lésion des fonctions respiratoires était assez avancée
pour s'opposer au décubitus sur le dos, ce traitement serait
commencé avec le fauteuil et continué par ce moyen jusqu'à
ce que la respiration permît une autre situation.

Notre malade, étant dans les dispositions convenables,
est soumis à l'action des moyens mécaniques. Voici de
quelle manière le traitement est commencé et continué.

Toutes les pièces qui entrent dans la confection des machines sont connues ; il suffit de jeter les yeux sur les planches et d'en lire la description. Nous n'insisterons pas
davantage sur ce point, afin d'éviter les répétitions.

Le malade est étendu sur le lit, dont le fond est légèrement incliné de la tête aux pieds. La ceinture fixée autour
du bassin, le collier autour du cou et s'appuyant sur la base
de la mâchoire, les apophyses mastoïdes et l'occiput.
(*Voyez* pl. I et II.)

La tension s'opère soit au moyen de poids purement et
simplement, ou aidés de leviers, etc., ou à l'aide d'une
roue à engrenage. La tête est fixée au dossier du lit par le
collier avec l'intermédiaire d'un casque, et devient la résistance inerte de la force qui s'exerce sur le bassin au moyen
de la ceinture, ou bien cette résistance inerte est remplacée
par une force active, un poids par exemple. Quel que soit
le genre de force employé pour effectuer la tension, elle
s'exerce directement sur la tête et le bassin par l'intermédiaire d'une romaine ou de ressorts à boudins, qui apportent une élasticité plus ou moins grande dans les con-
ducteurs de la force; élasticité qui, dans les mouvemens
exécutés par le malade, rend plus douce l'action des moyens
de tension. Lorsque cette tension est pratiquée à l'aide
de poids, elle est uniforme et conserve toujours la même
intensité. Se fait-elle au moyen d'un treuil, l'allongement
des cordes ou des courroies, le glissement de la ceinture
en diminuent peu à peu l'énergie, et l'on est obligé de resserrer de temps en temps les malades. On a par ce procédé

une tension rémittente, mais qui s'exerce lentement; ainsi la tension est rémittente et uniforme.

La dernière a des inconvéniens très grands, c'est d'être très douloureuse, à cause de la compression permanente exercée par le collier et la ceinture; de forcer fréquemment les malades à se détacher pour se soulager; de ne pouvoir être portée à un degré aussi élevé que l'autre, et de déterminer un affaissement plus grand dans la colonne vertébrale, lorsque les malades ont quitté leur lit.

Le premier mode de tension est moins douloureux, parce que le relâchement gradué des courroies fait cesser l'engourdissement produit par la compression permanente. Ce relâchement gradué ne force pas le malade à se détacher aussi fréquemment; il peut être porté à un degré plus élevé que l'autre, et par conséquent agir davantage. Le relâchement gradué est aussi préférable, en ce que le ressort qui se détend brusquement dépasse les limites de la courbure vertébrale, dans le cas de tension uniforme, lorsque les malades sont forcés à se détacher par la douleur ou la fatigue. On conçoit combien cette manœuvre souvent répétée doit retarder les progrès du traitement.

De cette tension lentement rémittente à une autre dont les intervalles de tension forte et de rémission sont plus rapprochés, il n'y avait qu'un pas; ce pas nous l'avons franchi, et le mode d'extension auquel nous avons été conduits a été désigné par nous sous le nom d'*oscillation*.

Le mot *oscillation* appliqué dans nos machines a été critiqué, à tort, dans ce dernier temps; en effet, que signifie-t-il autre chose que des mouvemens d'allée et de venue, comme nous le représente le pendule, par exemple? Et que faisons-nous autre chose sur la colonne vertébrale, que de la soumettre à une force qui éloigne alternativement ses extrémités, et leur permet de se rapprocher, ou bien qui lui fait exécuter en tout ou en partie des mouvemens de rotation latérale? Que fait-on autre chose sur une articulation que l'on veut guérir d'une ankylose incomplète? Nous croyons donc que c'est à tort que l'on a critiqué ce mot: d'ailleurs, que son application soit juste ou fausse, nous l'avons employé pour représenter un fait; et comme c'est sur ce fait que nous voulons attirer l'attention de nos lecteurs, nous conserverons cette expression, espérant qu'elle sera interprétée uniquement dans le sens que nous avons voulu lui donner.

L'oscillation, comme nous l'entendons, s'exécute au moyen d'une roue ovale que l'on peut modifier de différentes manières (*voy.* planche IV et la description), ou au moyen d'un système de leviers articulés (*voy.* pl. II, 6, 7 et 8). On obtient par ces deux moyens deux genres d'oscillation, l'une que nous désignerons sous le nom de *longitudinale*, l'autre sous le nom de *latérale*. Cette dernière, conçue et exécutée récemment, n'a point encore pour elle la sanction de l'expérience ; mais nous verrons plus loin qu'elle est basée sur les connaissances de l'anatomie pathologique, et qu'elle doit nous conduire à de bons résultats.

L'oscillation peut être exécutée au moyen d'un appareil placé au pied du lit, et représentant un tourne-broche (pl. XVI) ; mais comme cet appareil est dispendieux, on le remplace ordinairement par la main d'un aide qui tourne une manivelle dont est armée une des extrémités de l'arbre qui porte la roue ovale. Ce dernier mode a moins d'avantage, en ce que les mouvemens sont moins réguliers, et s'opèrent quelquefois par secousses. On pourrait parer à cet inconvénient, en ne faisant agir la manivelle que par l'intermédiaire d'une ou de plusieurs roues à engrenage ; au reste, nous employons peu maintenant ces deux procédés oscillatoires.

Celui que nous mettons le plus en usage est représenté planche II ; les malades eux-mêmes font mouvoir la roue ovale au moyen d'un système de roues à engrenage qui, par leur disposition, amènent une parfaite régularité dans les mouvemens.

L'oscillation latérale est représentée planche II *bis*, et s'exécute aussi par les mains du malade. Nous n'entrerons pas dans de plus grands détails sur la partie mécanique de l'oscillation ; nous dirons seulement qu'elle est applicable à tous les appareils employés dans le but de faire exécuter des mouvemens aux parties, et nous renverrons aux planches et à leur description. Nous terminerons ici la partie physiologique et thérapeutique de l'oscillation. Nous serons peut-être conduits à quelques répétitions ; mais comme c'est un point capital, nous croyons devoir insister spécialement sur les effets de l'oscillation.

Il est certain, et l'expérience démontre cette assertion jusqu'à l'évidence ; il est certain, dis-je, que les parties fibreuses, les ligamens soumis à une extension prolongée, finissent par se relâcher et devenir le siège d'un gonflement lymphatique. On ne nous opposera pas le traitement auquel on soumet les pieds-bots ; car ici la tension porte plus sur les muscles que sur les ligamens ; d'ailleurs, les mouvemens du membre compensent suffisamment l'action des machines. Il est certain aussi, et Bichat l'a suffisamment démontré, que le mouvement spontané ou communiqué est nécessaire à la vie des organes. On ne viendra pas nous dire sans doute que la tension des fibro-cartilages est un exercice suffisant pour entretenir la nutrition. Nous opposerons à cela l'affaissement que ces organes éprouvent chez les individus soumis à une tension permanente, lorsqu'ils quittent momentanément leur lit. Il fallait donc trouver un moyen d'obvier à cet inconvénient; nous y sommes parvenus avec l'oscillation, sans nuire en aucune manière à la rapidité du traitement. En effet, à une somme donnée de tension, nous ajoutons une somme nouvelle, que nous retirons pour l'ajouter bientôt de nouveau; ainsi, nous soumettons la colonne vertébrale à un mouvement répété qui active la circulation et par suite la nutrition de cette partie. Cela est si vrai, que de deux malades pris d'ailleurs dans des circonstances absolument semblables, et soumis, l'un à une tension permanente, et l'autre à une tension modifiée par l'oscillation, en supposant un accroissement égal, dans le même espace de temps, l'affaissement qui s'opère au moment du lever est moindre de moitié chez le second que chez le premier; nous le disons, parce que nous en avons fait l'expérience.

Premier avantage de l'oscillation.

Un deuxième avantage consiste dans l'entretien de la nutrition qui en résulte pour les muscles du dos, alors que la tension permanente en amène l'atrophie. Ce mouvement, communiqué aux muscles, est cependant bien léger ; il peut toutefois suffire dans certains cas où une grande exercitation n'est pas nécessaire. Mais lorsque l'équilibre des gouttières vertébrales est détruit, et qu'il s'agit de le rétablir en fortifiant les muscles plus faibles, ce moyen serait insuffisant ; un autre était à trouver, c'est ce qui a été fait.

Il est démontré que, dans la majeure partie des cas, les muscles du dos, situés à l'un des côtés de la courbure, sont plus faibles que ceux du côté opposé. Le repos auquel ils sont soumis dans le cas de tension permanente, nuit à leur développement, et prépare des récidives pour l'avenir. Il devait entrer dans un traitement fondé à la fois sur l'expérience et la physiologie, de fortifier ces muscles en même temps que l'on redresse la colonne vertébrale, et de diminuer les chances de la récidive. L'exercice d'un organe est indispensable pour le fortifier. L'oscillation était trouvée ; il fallait exercer les muscles affaiblis, utiliser leur action, et la faire servir à l'exécution de l'oscillation. La manivelle placée sur le côté du lit correspondant à ces muscles, et que le malade fait agir avec la main, remplit cette indication. En effet, non-seulement les muscles de l'avant-bras, du bras, mais encore ceux des parties antérieures et postérieures de l'épaule, sont en exercice ; or, ces muscles sont : postérieurement, le grand dorsal, trapèse, rhomboïde, etc., lesquels s'attachent aux apophyses épineuses et transverses des vertèbres. Ces muscles, par leur contraction, tendent à rapprocher leur point d'attache, et, si l'antagonisme est en repos, il est évident que les vertèbres sont tirées dans leur

ens, et rapprochées de la ligne médiane, avec d'autant plus
l'avantage qu'ils ont pour auxiliaire la tension à laquelle la
colonne vertébrale est soumise. Ainsi, l'oscillation, pratiquée par le malade lui-même, a le double avantage de
ortifier les muscles les plus faibles, et de faire servir l'ac-
ion de ces organes au redressement du rachis.

L'oscillation, ainsi modifiée, nous offre des avantages
ncontestables; toutefois nous avons cru que l'on pouvait
ncore ajouter à ses effets, en y joignant l'oscillation
atérale.

L'anatomie pathologique nous avait appris que, dans la
ourbure du rachis, non-seulement les vertèbres sont dé-
riées de la ligne médiane, mais encore qu'elles exécutent
réquemment un mouvement de rotation sur leur axe, au
noyen duquel les apophyses transverses d'un côté devien-
ent plus ou moins postérieures, etc. Ainsi, il y a déviation
atérale et circulaire en même temps. La déviation circu-
aire est souvent un des obstacles les plus grands au redres-
ement de la courbure. Il fallait donc remédier à cet incon-
rénient; peut-être y sommes-nous parvenus par l'oscillation
atérale. Au moyen de ce mécanisme, nous pouvons impri-
ner à la colonne vertébrale un mouvement en sens inverse
le la déviation circulaire. Selon toute probabilité, ce mou-
rement contribuera beaucoup à hâter les progrès de la gué-

rison dans un grand nombre de cas. La description du lit (n° 2 *bis*) fera comprendre que nous pouvons soumettre à ce mouvement telle partie de la colonne qu'il nous conviendra. L'oscillation latérale sera donc, nous l'espérons, un heureux perfectionnement apporté à nos machines. Elle existait déjà dans nos fauteuils ; l'idée de la transférer au lit ne nous étant venue que depuis peu, nous avons trop peu de faits à l'appui de ce procédé.

Nous nous résumons, et nous dirons que la tension raide et permanente, au moyen de poids, a des inconvéniens graves qui doivent la faire abandonner; que la tension au moyen de ressorts est préférable et sujette à moins d'inconvéniens ; que l'oscillation dans toutes ses parties est d'un concours non-seulement utile, mais nécessaire, pour obtenir des guérisons durables.

Ceci posé, indiquons les précautions à prendre pour placer les malades sur le lit pendant qu'ils sont conchés, et au moment où ils se lèvent.

Le malade est étendu sur le dos; la ceinture et le collier placés comme il convient, il faut exercer la tension.

Elle doit être opérée lentement; car, si elle se faisait brusquement, la réaction musculaire deviendrait une force antagoniste qui s'opposerait à l'extension de la colonne, ou, si le secours des muscles venait à manquer, la secousse, imprimée au rachis ou à la moelle, pourrait avoir des résultats fâcheux. On a conseillé de s'assurer avec les mains du degré de tension auquel les malades peuvent être soumis, en exerçant une traction sur la tête avec la main ; la rougeur de la face indiquant le point où il faut s'arrêter : nous croyons ce mode vicieux ; car les forces de l'opérateur ne sont pas assez régulières, et un mouvement opéré de travers pourrait avoir des résultats fâcheux ; il vaut donc bien mieux consulter la sensation éprouvée par le malade : voici ce que nous avons remarqué. Lorsque le patient éprouve un sentiment de tension le long de la colonne vertébrale, il faut s'arrêter ; la tension doit être modérée dans le premier moment ; on l'élève progressivement, mais jamais elle ne doit s'opérer par secousses ; de cette manière, on peut la porter à un degré très élevé sans douleur : ainsi, il faut toujours consulter la sensation du malade. Voici le terme moyen des mesures fournies par la romaine de notre lit : dans le premier temps du traitement, on élève la tension jusqu'au n° 10, puis progressivement à 15, 25, etc.; en quinze jours ou trois semaines, un mois et quelquefois plus, ce qui dépend de la susceptibilité individuelle, on arrive au *summum* de tension, qui peut aller au n° 50, 60, et même davantage : dans ce cas, lorsque l'on met le malade sur le lit, on le tend graduellement, et la tension n'est portée

au *summum* qu'au bout de quelques minutes. Il faut examiner avec soin si toutes les cordes des courroies, les pièces
d'appareil sont libres; si rien ne gêne l'action de quelqu'une
des pièces; si le malade est droit; si la tension est égale
des deux côtés. Ces soins, ainsi que celui de resserrer le
malade lorsqu'il est relâché, sont les seuls nécessaires tant
que le malade est sur le lit, les seuls du moins dont on
puisse confier la direction aux personnes étrangères à l'art
de guérir; car, à chaque instant, l'œil médical peut découvrir et découvre en effet des modifications plus ou moins
importantes à apporter momentanément au traitement
que nous indiquons; ainsi, il juge que la tension peut être
élevée sans inconvénient, ou doit être diminuée, le lit plus
ou moins incliné vers les pieds, etc. Ces motifs, joints à la
facilité qu'ont les malades de se procurer les douches, de
se livrer aux exercices gymnastiques, rendent raison de la
rapidité des guérisons, bien plus grande dans les établis-
semens destinés au traitement spécial des maladies du
rachis, qu'en ville, sous la simple surveillance des personnes
étrangères à l'art de guérir, encore que ces personnes,
inaptes à juger les détails d'un traitement orthopédique,
viennent, par leurs ignorantes terreurs, corroborer la répu-
gnance naturelle des malades pour toute espèce de gêne.
Au moment du lever, il faut desserrer graduellement; car,

comme nous l'avons dit, si cette opération est faite brusquement, la colonne, abandonnée à son élasticité, reprend
aussitôt la courbure qu'elle peut même dépasser, ainsi
qu'un ressort que l'on fait vibrer.

L'oscillation n'est mise en usage que pendant un certain
temps de la journée; voici les effets que nous avons observés:
la tension est généralement plus supportable après quelque
temps de son emploi; le malade se sent délivré d'un sentiment de fatigue que produit presque toujours une tension
constante et uniforme, alors surtout qu'elle est opérée par
des poïds, et maintenue par des ressorts privés d'élasticité.
Nous employons ici cette expression, qui semble impliquer
contradiction, parce que nous n'en voyons pas d'autre qui
puisse rendre notre idée d'une manière aussi précise. Ce
symptôme se manifeste après un temps assez court, et va
toujours croissant d'intensité, à moins que le ressort ne
soit doué d'élasticité; aussi, dès la manifestation de ce
symptôme, nous recommandons l'usage de l'oscillation,
soit qu'il y ait douleur ou simplement fatigue et gêne dans
quelqu'une des parties soumises à l'extension; un autre
précepte est d'y avoir recours quelque temps avant le lever;
nous venons d'en exposer les raisons, en quelque sorte,
lorsque nous avons dit que la tension devait être diminuée
graduellement. Il est facile de voir que l'un et l'autre pré-

cepte découlent d'un même principe; en effet, lorsque la colonne cesse d'être tendue, chez une personne qui était soumise à une tension fixe, l'épine éprouve un sentiment pénible de lassitude et de faiblesse; elle a oublié, en quelque sorte, la fonction qui lui est imposée, de soutenir, de supporter le poids de la tête. Les muscles, qui l'aidaient à remplir cette fonction, ont aussi oublié que tel est leur usage; il y a étonnement, surprise de l'une et l'autre de ces parties. Ce sentiment se prolonge plus ou moins longtemps, jusqu'à ce que la colonne retombe, ou, à peu de chose près, dans l'état où elle était avant cette dernière tension. Ici, les choses ne se passent pas brusquement; elles sont moins sensibles, mais la conséquence est la même, ou peu s'en faut. Si, au contraire, l'exercice oscillatoire a précédé le lever, pendant une demi-heure, ou environ, la chose ne devra évidemment pas se passer ainsi, ou du moins le résultat en sera moins sensible encore, puisque cet exercice aura été intermédiaire entre l'un et l'autre état de la colonne.

Et, en effet, nous avons, sur dix jeunes personnes, mesuré la hauteur de l'épine à l'instant du lever et après une demi-heure, pendant quinze jours de suite. Le moment du lever avait été précédé d'une oscillation continuée une demi-heure, les huit premiers jours; les huit jours suivans, l'oscillation a été interrompue : le résultat constant de cette expérience a été un affaissement plus considérable les huit derniers jours; nous disons constant, parce qu'il s'est renouvelé chaque jour et sur les dix personnes. Ce fait incontestable est un argument péremptoire en faveur de l'oscillation.

L'oscillation, avons-nous dit, n'est pas employée d'une manière continue ; voici pourquoi : il est bien certain que, pendant cet exercice, la somme de tension, dans un temps donné, est moindre que si la tension était constamment la même, et que par conséquent l'allongement de l'épine n'est pas aussi étendu ; mais si, après avoir obtenu par une tension uniforme d'une ou de plusieurs heures un certain degré d'allongement, les malades perdent en se levant tout le bénéfice de la tension par l'affaissement des fibro-cartilages intervertébraux, ils n'auront obtenu qu'un relâchement plus grand de ces organes. Ce relâchement augmentera à mesure que le traitement sera plus avancé; les récidives, quelque parfaite que soit la guérison, seront toujours à craindre ; tandis que si, après avoir obtenu ce degré d'allongement par une tension uniforme d'une heure ou plus, on imprime à la colonne vertébrale et aux muscles qui l'entourent l'exercice de l'oscillation, l'affaissement du rachis est moins considérable au moment du lever; il est bien évident, dès lors, que la nutrition des parties déviées est dans un rapport convenable avec leur redressement, et qu'il y a par conséquent moins de chances de récidive.

Cette théorie, fondée sur l'expérience, nous a conduits à établir les règles suivantes :

1° Dans la journée, les temps de tension ne durent jamais plus de deux à trois heures ; ils sont terminés par une oscillation d'une demi-heure ou de cinq quarts-d'heure.

2° Si, pendant la durée de la tension uniforme, il se manifeste de la fatigue dans quelque point des parties soumises à la tension, l'oscillation est employée avec avantage pour y remédier.

3° Comme la durée moyenne de la tension pendant la journée est de sept à huit heures, le tiers de ce temps ou environ (deux à trois heures) est employé à l'exercice oscillatoire.

4° Pendant la nuit, le temps du sommeil pourrait être troublé par cet exercice ; mais, au moment du réveil, l'oscillation est mise en usage avant le premier lever.

5° Dans le cours de la journée, les intervalles des temps du coucher sont consacrés aux repas, aux exercices et autres moyens employés pour concourir au traitement des déviations ; nous reviendrons sur chacun de ces points en particulier.

6° Les malades sont soumis la nuit à l'extension, et au même degré que dans la journée.

Le relâchement gradué des machines diminue peu à peu la tension, qui deviendrait insupportable au bout de quelques heures et donnerait lieu à l'insomnie, si elle était continuée au même degré, et si, dans ce cas, le malade ne relâchait indistinctement et à son insu les pièces d'appareil, le collier ou la ceinture. Une surveillance active, exercée pendant la nuit, donne la facilité d'augmenter la tension, lorsqu'elle est trop diminuée; cette opération se pratique très bien, sans éveiller le malade : il suffit qu'elle soit renouvelée toutes les deux à trois heures. L'œil du médecin est fréquemment nécessaire pour juger de l'état du sommeil de chaque malade, et diriger le traitement nocturne d'après ces indices. Il est bien évident que si la face est rouge, la respiration légèrement stertoreuse, on devra donner au lit plus d'inclinaison du côté des pieds, et diminuer le degré de tension. Il est d'ailleurs une foule de petits détails impossibles à indiquer et appréciés facilement par le médecin, surtout lorsqu'il a l'habitude du traitement orthopédique.

7° Nous avons dit plus haut que la journée était divisée en fractions de temps consacrées, les unes à l'extension sur les lits et les fauteuils mécaniques, les autres aux repas, aux exercices, etc. Voici comment le temps du jour est divisé dans notre établissement.

1° L'été, de six à huit heures, les douches sont administrées conjointement avec les massages et les frictions, et quelques exercices gymnastiques.

2° De huit à neuf heures, les malades prennent leur premier repas.

3° De neuf à onze heures et demie, tension au moyen des machines.

4° A onze heures et demie, deuxième repas ; de midi à deux heures, exercices divers.

5° De deux à cinq heures et demie, tension sur les lits ; on fait un petit repas sur le lit.

6° De cinq heures et demie à six heures et demie, quatrième et dernier repas.

7° Exercice jusqu'à neuf heures.

8° Tension jusqu'au lendemain.

9° L'hiver, les heures éprouvent quelques variations ; les exercices ne peuvent être aussi multipliés. Alors, il arrive souvent que, le soir, pour éviter l'affaissement de la colonne, résultant d'une station trop prolongée, les malades se livrent à quelques jeux, couchés sur un tapis devant le feu.

CHAPITRE II.

Des Fauteuils extenseurs. (Pl. 6, 7, 8, 9, 10.)

Nous avons dit quels étaient les avantages de la tension horizontale sur la tension verticale ; nous avons exposé sur quels principes reposait la supériorité des lits ; mais nous avons reconnu que, dans plusieurs cas où l'une était impossible, l'autre était là pour la suppléer. Nous avons apporté des modifications dans les appareils auxquels elle est adaptée ; ces modifications sont telles que les inconvéniens ont disparu, et qu'on peut en tirer des avantages incontestables dans beaucoup de circonstances où la tension horizontale ne saurait être pratiquée ; enfin elle peut être employée alternativement avec la tension horizontale, de telle sorte que l'une supplée à l'autre.

Lorsque la situation horizontale est trop pénible chez les personnes asthmatiques (circonstance qui n'est pas rare dans les déviations rachidiennes), lorsque d'ailleurs il y a indication de traitement, on est bien obligé d'avoir recour à la tension verticale.

III.   7

Si la déviation du rachis a lieu dans sa portion cervicale, il est évident que, pour obtenir le redressement, la tension ne doit pas porter sur toute l'étendue de la colonne, et que, limitée à la région déviée, elle opère le même effet; or, le point fixe de la tension étant dans le collier qui soutient la tête, la force qui opère la contre-tension pourra être placée dans un point plus élevé que le bassin; mais une ceinture ne pourrait être sur le ventre ou sur la poitrine. Le poids du tronc peut dès lors servir de seconde puissance; et cette puissance devra être réglée et limitée dans son action. Si le corps, suspendu par la tête, était abandonné à lui-même, une impulsion même légère suffirait pour faire éprouver à la colonne un mouvement de torsion qui pourrait avoir des suites funestes. Il faudra donc, avec une ceinture placée autour du bassin, limiter les mouvemens et empê-cher les oscillations de la totalité du corps. La ceinture peut être insuffisante, et des béquilles adaptées au fauteuil vien-nent corroborer son action.

Ce n'est pas tout : le poids du tronc serait trop considé-rable; il faut en diminuer une partie. Le siége du fauteuil, pouvant être élevé ou abaissé à volonté, supporte une partie plus ou moins considérable de ce poids; l'action du collier, et par conséquent la tension, se trouvent ainsi éprouver une diminution et une augmentation proportionnelles que l'on

peut graduer à volonté. L'extension de la colonne vertébrale, dans ce cas, a donc lieu au moyen d'une seule puissance, qui est le poids du tronc; toute son action se porte
sur les parties de la tête qui donnent au collier un point
d'appui, tandis que, sur les lits, la tension est répartie entre
le collier et la ceinture, ce qui est moins douloureux. Cependant, comme nous l'avons dit dans les courbures de la
région cervicale ou de la partie supérieure du dos, l'action
est plus directe sur les fauteuils que sur les lits, parce que la
tension s'exerce alors sur la partie même. Toutefois, le
fauteuil est moins avantageux que le lit dans les cas de
double courbure ou de courbure de la région inférieure. La
raison en est palpable.

Il est des circonstances dans lesquelles la tension peut
être exercée alternativement par le lit et le fauteuil, non avec
des avantages égaux, mais, comme nous l'avons dit, pour
que l'une supplée à l'autre, dans des intervalles de temps
plus ou moins prolongés. Le but alors est plutôt l'agrément
des malades qu'une utilité réelle, si toutefois on ne peut
pas appeler utile une modification qui fait supporter le traitement avec moins d'impatience, l'indication se trouvant
remplie d'une manière presque aussi avantageuse.

A la campagne, il est pénible de ne pouvoir jouir des
bienfaits de la belle saison, et de passer une partie des jours

et des nuits étendu sur un lit. Il faut chercher à adoucir, autant que possible, les rigueurs du traitement. Eh bien! dans la journée, placez votre malade sur un fauteuil, dans un endroit où il puisse jouir des agrémens d'un jardin ou de la vue d'une campagne. Un avantage inappréciable du fauteuil est de pouvoir, pendant le traitement, exposer le dos au soleil; et si son usage ne peut être exclusif, dans tous les cas, il peut au moins être un bon adjuvant du lit extenseur.

Pendant le traitement au moyen du lit, les malades peuvent suivre le cours de leurs études. Si le travail qu'exige leur instruction ne peut avoir lieu sur le lit, le fauteuil le permettra sans qu'il soit besoin d'interrompre la tension.

Il résulte de ce qui précède que le fauteuil est quelquefois le seul moyen à employer; que, dans d'autres circonstances, il peut remplacer le lit; ainsi il est un bon auxiliaire de ce dernier procédé.

D'après les principes sur lesquels nous avons établi la tension rémittente, au moyen des lits, nous avons été conduits à transporter également l'oscillation aux fauteuils; et ici nous avons l'avantage de pouvoir l'exercer dans tous les sens, et de communiquer à la colonne vertébrale, ainsi tendue, tous les mouvemens auxquels elle est naturellement soumise par l'action musculaire; de rendre, suivant les indications, l'un ou l'autre de ces mouvemens prédominant; d'entretenir par conséquent la vitalité dans les tissus, et d'agir en sens inverse de la torsion morbide de la colonne vertébrale; l'observation de M. Aimé nous en offre un exemple.

Outre l'oscillation adaptée aux fauteuils, nous pouvons encore y ajouter, suivant les circonstances, des moyens de pression sur les parties tendues et que la déviation a rendues saillantes.

Pour nous résumer, nous dirons que les fauteuils nous offrent une immense ressource dans le traitement des difformités du rachis, et spécialement dans celles qui affectent plus particulièrement la partie supérieure de la colonne vertébrale. Nous n'entrerons pas dans de plus longs détails sur le mécanisme de ces machines; un coup d'œil jeté sur les planches 6 et suivantes et leur explication en apprendra beaucoup plus que nous ne pourrions le faire dans une longue discussion.

CHAPITRE III.

Des Débossoirs.

On désigne par ce mot des espèces de coins destinés à exercer une pression soutenue sur les parties saillantes des côtes, pendant un certain temps de la journée et pendant l'action de la tension. Les planches et leur description donneront une idée suffisante de ces instrumens.

Ils sont employés surtout lorsque, comme l'indique leur nom, il existe, pour me servir de l'expression vulgaire, une bosse plus ou moins considérable.

Leur mode d'action a lieu en repoussant les côtes courbées, de bas en haut et de dehors en dedans. Mais comme le tronc n'est pas un bâton, il n'obéit pas avec inertie à l'impulsion qui lui est communiquée par le débossoir; il éprouve un déplacement du côté opposé, en même temps qu'il se courbe sur le côté qui est soumis à l'action du coin. La colonne vertébrale déviée représente un arc à courbure plus ou moins latérale, cet arc se trouvant fixé à ses extrémités par la ceinture d'un côté, et par le collier de l'autre, et par l'action des ressorts. Le débossoir presse sur le dos de l'arc, par conséquent il tend à le redresser. On agit ici bien évidemment comme on ferait pour redresser l'arcure d'un bâton de bois, avec cette différence toutefois que, dans ce dernier cas, l'action est immédiate, et que, dans le premier, elle n'est transmise à la colonne que beaucoup affaiblie par les côtes sur lesquelles elle porte d'abord.

Les débossoirs doivent avoir différentes formes moulées sur les saillies morbides; ils doivent être garnis suffisamment de crin ou de laine, de manière à rendre la pression supportable.

Ces débossoirs sont employés dans tous les cas où il s'agit d'effacer par une pression constante des saillies qui résultent de la courbure rachidienne.

Ils ne peuvent être supportés que pendant une demi-heure, une à deux heures au plus. On en dirige l'usage d'après les indications présentes.

Nous avons dit que la colonne vertébrale déviée avait été d'abord comparée à un bâton tordu; que les mêmes principes avaient dirigé dans les moyens employés pour combattre l'une et l'autre déviation, en ne considérant que la partie physique du traitement. En effet, des trois puissances mises en usage pour redresser un bâton, nous en avons déjà transporté deux à la colonne; toutes deux agissent aux extrémités de l'épine, qu'elles tirent en sens inverse, les points d'appui étant, comme nous l'avons vu, pris sur le col et les branches.

Le but de la troisième est d'ajouter à l'action des deux autres, en repoussant d'une manière plus immédiate encore la partie saillante qui s'écarte de la ligne droite. C'est pour remplir cette troisième indication que l'on a recours aux débossoirs.

CHAPITRE IV.

Des Béquilles et Fauteuils à béquilles.

Dans la station, la colonne vertébrale supporte le poids de la tête, des extrémités supérieures, des viscères thoraciques et d'une partie des viscères abdominaux. Elle éprouve, après une station plus ou moins prolongée, un affaissement qui est en rapport direct avec le poids de ces parties et la laxité, la mollesse des substances intervertébrales ; de là vient que l'on est plus grand le matin que le soir.

Si l'on parvient, par un moyen quelconque, à soustraire une partie ou la totalité de ce poids à la colonne, on diminuera l'affaissement qu'elle doit subir dans la station ; de ce principe découlera l'usage des corsets, des minerves et des béquilles.

Les corsets et les minerves, plus ou moins composés, peuvent avoir leurs avantages ; nous dirons seulement que, soumettant les muscles du rachis à une immobilité presque complète, ils en déterminent l'atrophie, et sont souvent plus nuisibles qu'utiles.

Les béquilles ont un avantage incontestable, celui de recevoir une partie du poids destiné à être supporté par la colonne vertébrale, et de le recevoir par l'intermédiaire des muscles, à la nutrition desquels cet exercice est évidemment salutaire.

Nous donnons, pl. 17, la description de diverses espèces de béquilles, nous allons en indiquer l'usage et en expliquer l'action.

Aussitôt après que les malades se lèvent, elles sont soutenues par des béquilles assez hautes pour que l'extrémité des pieds seule touche le sol, et, si les malades sont assises, le siège repose sur des fauteuils dont les côtés sont armés de béquillons assez élevés pour soulever les épaules, à peu près de la même manière que les béquilles dans la station.

Voici maintenant la manière d'agir de ces instrumens :

Ils soulèvent les épaules en prenant leur point d'appui sur les bords de l'aisselle et, par conséquent, sur l'extrémité externe et supérieure des muscles pectoraux, en avant des grand dorsal et grand rond en arrière. La forme *échancrée* que nous donnons à la traverse supérieure de la béquille s'oppose à la compression des vaisseaux et nerfs axillaires.

Par ce moyen, la main fixée à la traverse du milieu des béquilles, fixe à son tour l'épaule sur la traverse supérieure.

C'est alors la colonne vertébrale et le tronc qui se meuvent sur l'épaule par l'intermédiaire des muscles ; je dis se meuvent, car il n'est guère possible de rester long-temps sur les béquilles sans être sollicité à exécuter quelques mouvemens.

Le muscle grand pectoral ne pouvant plus rapprocher l'épaule du tronc, agit en sens inverse, et tend constamment à soulever les côtes et à donner plus d'ampleur à la poitrine; le grand dorsal directement et le grand rond médiatement par le muscle rhomboïde, mais surtout le grand dorsal et la partie inférieure du trapèze, agissent dans le même sens, en tirant vers l'épaule chaque vertèbre à laquelle ils s'attachent; ils ont par conséquent une action directe sur la colonne vertébrale, qu'ils tendent à soulever, parce que l'épaule est devenue le point fixe. Une partie du poids destiné à être supporté par la colonne vertébrale est transmise au sol par l'intermédiaire des muscles qui s'attachent à l'épaule et au tronc : par conséquent l'affaissement de la colonne doit être moins considérable; par conséquent encore, l'usage des béquilles concourt avantageusement au traitement orthopédique. Il est bien évident que l'action de marcher en avant ou à reculons, de se balancer d'arrière en avant sur de pareils supports, développe considérablement la nutrition et la force musculaires par l'exercice auquel on soumet ces organes.

Nous n'entrerons pas dans de plus longs détails sur l'explication du mécanisme de divers mouvemens déterminés par la marche avec l'aide des béquilles ; tout médecin qui a des notions physiologiques suppléera facilement à cette lacune.

Des exercices gymnastiques.

Ce chapitre est une suite naturelle du précédent, car l'exercice des béquilles est aussi un exercice gymnastique : si nous n'avons pas séparé le premier du second, c'est à cause du double but que remplissent les béquilles, d'exercer les muscles et de soutenir la colonne vertébrale.

Les exercices gymnastiques sont d'un puissant secours dans le redressement des déviations rachidiennes. Chez les anciens, dont les formes transmises jusqu'à nous, dans ces chefs-d'œuvre de sculpture, font encore notre admiration, ces exercices entraient dans l'éducation physique des enfans : et bien certainement leur influence était grande sur la beauté des formes. L'art gymnastique avait passé comme beaucoup d'autres institutions devant lesquelles devrait s'abaisser l'orgueil des temps modernes, lorsqu'un philantrope éclairé, le colonel Amoros, l'a fait revivre de nos jours et l'a naturalisé en France, au sein de la capitale, dans un vaste établissement où il a réuni tous les genres d'exercices. C'est

au sein de ce bel établissement que nous sommes allés étu-
dier l'influence de la gymnastique sur le développement des
forces, et rechercher les secours que cet art pourrait prêter à
l'orthopédie. Nous saisissons cette occasion pour dire que
M. Amoros nous a donné toutes les facilités possibles, et
qu'il a bien voulu en outre nous aider de ses lumières et de
ses conseils.

On peut voir dans la planche 24 les principaux exercices
que nous avons empruntés au gymnase de M. Amoros.

Nous avons constaté antérieurement que la faiblesse
absolue des muscles dorsaux ou la faiblesse relative des
muscles antagonistes était une des causes principales des
déviations rachidiennes.

Personne ne contestera le principe que l'exercice d'un
organe y développe une nutrition plus active et en augmente la force.

C'est donc remplir une des principales indications dans
le redressement des déviations du rachis, que de fortifier
des muscles dont l'action languissante ne pouvait soutenir
le levier vertébral, ou de rétablir l'équilibre entre des muscles antagonistes dont l'inégalité de force avait déterminé
la déviation spéciale.

Ce ne sont pas seulement les muscles qui profitent du
bénéfice des jeux gymnastiques; mais la colonne vertébrale

elle-même, placée dans le centre des mouvemens, acquiert un degré de nutrition plus énergique, et répare, dans ces exercices, le relâchement amené par l'extension, si toutefois l'oscillation n'est pas suffisante. L'on pourrait dire de tous ces organes ce que nous disons ici des muscles et des vertèbres, et l'on finirait par énoncer un fait constant, c'est que les exercices gymnastiques, surtout pratiqués sur un lieu élevé et bien aéré, apportent les modifications les plus importantes à la nutrition; et nous pourrions citer plus d'une personne qui, faible et cacochime lorsqu'elle nous fut confiée, devint au bout de quelques mois robuste et jouissant d'une santé florissante.

Mais ceci ne suffit pas. En effet, dans le redressement des courbures vertébrales, il n'est pas indifférent d'exercer telle ou telle partie : ce sont les plus faibles qui devront être soumises au travail. Il est facile de déterminer les organes qui sont dans ce cas. Nous allons en donner un exemple. Nous avons démontré plus haut que les muscles placés d'un côté de la courbure sont les plus faibles : ce sont ordinairement ceux qui de l'épine vont se rendre à l'épaule gauche : lorsqu'une personne monte, avec les mains seulement, après une échelle ordinaire, une échelle de cordes, une corde à nœuds, ou une corde simple, l'usage de l'une et de l'autre mains n'est nullement indifférent.

Dans ces divers exercices, il est important de considérer l'action musculaire : c'est là encore que l'observation médicale est de quelque utilité. Nous conseillons donc, en supposant le côté gauche plus faible que le droit, de faire agir la main droite la première. Ce précepte peut paraître étonnant au premier aspect ; en effet, nous avons trouvé, dans le principe, que tout le monde était d'un avis contraire, et c'est dans cette opinion contraire que nous avons été instruit. Mais si l'on considère qu'il faut beaucoup plus d'efforts musculaires pour s'élever au-dessus du point d'appui, qu'il n'en faut pour s'élever à son niveau, l'on pourra, je crois, reconnaître que cette opinion n'est pas erronée.

Nous n'entrerons pas dans de plus longs détails sur les exercices gymnastiques, ils nous entraîneraient trop loin ; nous dirons seulement que le principe qui doit les diriger constamment est celui de les faire porter principalement sur les organes les plus faibles, ceux dont la nutrition est languissante. Avec des connaissances anatomiques et physiologiques, il sera toujours facile d'apprécier le genre de mouvemens qui conviennent aux parties.

CHAPITRE V.

Des douches de vapeurs, des massages et frictions.

QUELLE que soit la partie du corps sur laquelle une vapeur aqueuse soit dirigée, le résultat est toujours d'apporter dans les tissus un certain degré de souplesse; si, en même temps, cette vapeur est chargée de principes médicamenteux stimulans, d'aromates par exemple, l'absorption de ces principes excite, active la nutrition des parties, et, en favorisant l'action des machines, prépare la consolidation de la cure. De ces inductions toutes rationnelles, nous avons été conduit à admettre comme une des bases de notre traitement l'usage plus ou moins fréquent des douches aqueuses, émollientes, aromatiques, suivant l'indication que nous avons eu en vue de remplir. L'expérience a depuis confirmé les bons résultats que nous avions rationnellement prévus.

Il est bien évident que les douches aqueuses et émollientes ont une action différente de celle des douches aromatiques. Les premières ont pour but unique d'apporter plus de souplesse dans les parties soumises à l'extension, et quelquefois de combattre ou de prévenir l'irritation produite par l'action des machines sur des parties qui offrent beaucoup de résistance aux moyens d'extension, et qui, par conséquent, nécessitent une action plus énergique, tandis que les douches toniques conviennent mieux dans les cas où les tissus sont, en quelque sorte, frappés d'atonie, et dont la nutrition a besoin d'être stimulée. On conçoit bien aussi que si, dans les premiers temps du traitement, les douches simples ou émollientes sont favorables, elles sont avantageusement remplacées par des douches aromatiques, lorsqu'il s'agit de fortifier la colonne vertébrale redressée. C'est à la sagacité et à l'expérience du médecin qu'il appartient de remplir ces différentes indications.

Voici, d'ailleurs, comment ces douches sont administrées :

Un robinet mobile en tous sens, dont l'orifice a deux lignes de diamètre environ, lance la gerbe de vapeur, qui se refroidit et s'étale à mesure qu'elle s'éloigne du point de départ : le dos du malade, mis à découvert, est présenté à cette gerbe de vapeur, à environ un pied ou dix-huit pouces de l'orifice du robinet ; la vapeur est alors dirigée le long de la colonne vertébrale, et spécialement sur la partie déviée, afin d'assouplir les ligamens dont la rigidité s'oppose à l'action du lit extenseur, dans les cas où les ligamens sont roides et non pas distendus, comme cela arrive dans la plupart des cas.

Il y a quelques précautions à prendre pour administrer la douche. La première est de ne pas exposer le malade au premier jet de vapeur, parce qu'il entraîne souvent avec lui quelques particules d'eau bouillante qui pourraient brûler la peau. La seconde est de n'exposer le dos du malade au courant de la vapeur qu'à une distance éloignée d'abord : on rapproche graduellement la personne du point de départ du jet. Nous indiquons cette précaution, parce que la vapeur elle-même pourrait occasionner des brûlures, si l'on s'approchait trop du robinet.

Pendant l'administration de la douche qui dure environ dix minutes ou un quart d'heure, les malades sont soulevés sur des béquilles, ou couchés sur le côté, et étendus sur le lit.

Après l'administration de la douche, on exerce des pressions méthodiques sur les parties du thorax rendues saillantes par la déviation du rachis.

Ces pressions sont exécutées avec la main, ou au moyen d'un levier disposé de manière à garantir les parties d'une action trop forte. La pression est portée au point de déterminer un léger affaissement des côtes que l'on sent céder sous la main. On choisit, pour exercer cette pression, le moment de l'expiration, parce qu'alors, les côtes revenant sur elles-mêmes, on n'a plus à combattre l'antagonisme des muscles inspirateurs. L'avantage de ces pressions, recommandées par les uns, condamnées par les autres, n'est pas encore bien patent ; aussi ne sont-elles employées qu'avec circonspection.

Il n'en est pas de même des frictions. En effet, leur mode d'action constant est d'activer la circulation dans la partie sur laquelle elles sont exercées, ce qui est constaté par la rougeur vive et par un développement de chaleur considérable ; elles sont évidemment toniques, et elles excitent la vie au lieu de leur application. Dans la plupart des déviations, nous avons des muscles à fortifier ; c'est sur eux spécialement, ou du moins sur la région qu'ils occupent, que ces frictions sont dirigées.

Elles sont faites avec la main armée d'une brosse, ou bien avec une flanelle ; elles sont simples ou aidées de principes stimulans. Les premières sont employées dès le principe du traitement ; on a recours aux secondes, surtout lorsqu'il s'agit de déterminer une nutrition très active ; c'est pour cela qu'elles sont principalement employées vers la fin du traitement. Ici, d'ailleurs, comme pour les douches, il y a quelques exceptions qui ne peuvent être déterminées que par le médecin.

CHAPITRE VI.

Du régime alimentaire et médicamenteux.

Tant que les fonctions digestives s'exécutent régulière-
ment, ou, pour m'exprimer en termes plus précis, tant que
les organes digestifs ne sont point affectés de phlegmasie
aiguë ou chronique, le régime alimentaire qui convient le
mieux est le régime analeptique : les viandes noires, gril-
lées ou rôties, le bœuf, le mouton, diversement préparés,
doivent constituer la base de la nourriture. Il est bon de dire
toutefois qu'un régime composé de pareilles substances est
très excitant, et que souvent on est obligé d'y adjoindre
des substances plus douces. Il est bien entendu que ce régime devra être réglé d'ailleurs sur le tempérament, la
constitution de l'individu, et sur l'état présent des divers
organes qui président aux fonctions intérieures, etc. C'est
alors au médecin à exercer l'art qu'il professe.

Quant aux boissons, lorsque rien n'en contre-indique
l'usage, l'eau de houblon, à laquelle on ajoute un tiers ou
un quart de vin, est employée avec avantage dans notre
établissement.

Ce mode de vivre éprouve aussi quelques changemens suivant les saisons.

En résumé, le régime dit analeptique est très bien supporté par les personnes soumises au traitement orthopédique ; toutefois nous devons ajouter ici que, dans quelques circonstances, l'estomac fait mal ses fonctions ; les malades maigrissent sous l'influence de ce régime, et l'on peut croire cette altération de la santé due aux alimens trop excitans. Il n'en est rien cependant ; cela tient au défaut de mastication. En effet, j'ai vu plusieurs demoiselles chez qui l'engourdissement des muscles masticateurs, produit par la pression du collier dans les premiers temps du traitement, gênait beaucoup cette fonction. Ces personnes contractaient et conservaient l'habitude de manger presque sans mâcher ; les alimens arrivaient dans l'estomac sans être broyés ni imprégnés de la quantité de salive suffisante ; il en résultait des digestions laborieuses, des irritations gastriques, etc. Tous ces accidens ont cessé du moment où la cause a été connue ; il a suffi de tendre un peu moins les malades, de faire porter plus spécialement sur l'occiput l'action du collier, et de recommander aux malades une mastication plus en rapport avec les alimens.

Quant au régime médicamenteux, il se borne au traitement des indispositions qui peuvent survenir dans le cours du traitement, et qui y sont étrangères ; et, en outre, lorsque le cas l'exige , on emploie quelques amers concentrés , sous forme de sirops, d'extraits, de teintures, de vins, etc.

Telle est à peu près la marche que nous suivons dans la direction du traitement des déviations rachidiennes. Voyons maintenant quels sont les résultats de ce traitement sur les déviations et sur l'économie tout entière.

1° Sur la colonne vertébrale.

Nous en avons déjà indiqué une grande partie dans le cours de ce travail ; nous ajouterons que le redressement de cette colonne déviée s'opère graduellement ; les progrès sont plus marqués et plus rapides au commencement qu'à la fin du traitement. Lorsqu'il existe deux déviations, l'une au dos et l'autre aux lombes, c'est ordinairement cette dernière qui s'efface la première, peut-être parce que l'action des moyens de tension s'exerce d'abord sur cette partie. Dans le cours du redressement d'une courbure , le sinus diminue d'abord un peu de profondeur ; puis les vertèbres qui forment l'extrémité de l'arc se rapprochent de la ligne médiane successivement. Si la déviation a lieu au dos, par exemple, la première vertèbre se redressera la première, puis la deuxième, et ainsi de suite. Cette courbure est-elle unique ? la vertèbre qui forme l'extrémité inférieure de l'arc se rapprochera également de la ligne médiane, et ainsi de

bas en haut; mais s'il existe une courbure lombaire, c'est
sur elle que porte la tension inférieurement. Cependant il
est beaucoup de cas où la courbure des lombes ne se redresse qu'après celle du dos. Cela dépendrait-il aussi du
degré d'ancienneté? C'est un fait dont il est difficile de
s'assurer par les parens, parce qu'ils ne s'aperçoivent généralement des courbures rachidiennes que lorsqu'elles ont
déjà fait des progrès; il est d'ailleurs probable que cette
raison est la principale.

Nous avons parlé plus haut de divers inconvéniens re-
prochés aux machines orthopédiques, et nous les avons
appréciés à leur juste valeur. Nous avons aussi parlé des
résultats favorables du traitement; nous nous bornerons ici
à y ajouter quelques mots.

L'influence première du traitement s'opère sur les fonctions digestives : l'appétit augmente; les digestions s'exécutent, même sur les lits, avec une rapidité inconcevable.
La nutrition s'opère mieux; un embonpoint vermeil suc-
cède à la maigreur; la poitrine se dilate mieux, et la respiration se fait plus largement. On voit disparaître au bout
de quelque temps une petite toux sèche, assez fréquente
dans le cours des déviations rachidiennes; des palpitations,
simulant des lésions organiques du cœur, s'éteignent in-
sensiblement. Toutes les fonctions se régularisent; celles

qui étaient languissantes prennent une activité nouvelle ; en un mot, la santé s'améliore à un point tel, que, serait-ce là l'unique résultat de l'orthopédie, si l'art ne réparait les disgraces de la nature et des maladies, cet art serait encore un immense bienfait pour l'humanité.

CHAPITRE VII.

Des moyens d'assurer la guérison, et du traitement prophilactique.

Nous réunissons ces deux chapitres, parce que les moyens d'arriver à l'un et à l'autre but sont les mêmes.

Ils consistent, 1° dans le régime, les toniques administrés à l'intérieur, lorsque le cas l'exige et que les circonstances le permettent; 2° dans les excitans de toute espèce portés sur les surfaces externes, et des agens stimulans introduits par absorption dans l'économie.

Nous avons déjà traité le premier point ; arrivons au second :

Les frictions stimulantes avec l'alcool simple ou chargé de principes excitans, le vin aromatique, le baume de fioraventi, les linimens plus ou moins stimulans, les bains sulfureux, salés, les bains froids, les bains de mer, les vésications dérivatives, cautères, moxas, etc., tels sont les moyens joints à un régime analeptique, à l'habitation dans un lieu sec et élevé, exposé à un air vif (comme l'est notre établissement qui nous a fourni les matériaux de cet ouvrage) ;

telles sont, disons-nous, les ressources que l'art et la nature mettent à notre disposition pour prévenir les déviations du rachis ou empêcher leurs récidives, quand elles ont disparu sous l'influence d'un traitement méthodique.

Lorsqu'on s'aperçoit que la taille d'une jeune personne *commence à tourner,* pour nous servir d'une expression vulgaire, il faut mettre tout en œuvre pour arrêter les progrès de la maladie, et pour cela il faut en rechercher la cause. Est-elle physique? dépend-elle d'une position vicieuse habituelle? C'est en agissant en sens inverse de cette cause que l'on parviendra à en neutraliser les effets. La maladie a-t-elle fait quelques progrès? Il faut alors recourir à la tension pour détruire ces effets. Il est un vice malheureusement trop répandu dans la première jeunesse, et même chez les enfans, contre lequel on ne saurait être trop en garde. L'influence funeste que cette pernicieuse habitude a sur le développement du corps, et spécialement sur la colonne vertébrale, est trop grande, trop incontestable, pour que nous n'insistions pas de toutes nos forces sur ses pernicieux résultats. Puissions-nous ainsi appeler l'attention des parens sur ce point!

Lorsqu'on aura quelques raisons pour suspecter cette cause, on devra exercer une surveillance continuelle pour la découvrir; une fois constatée, elle sera combattue par tous les moyens que la raison peut dicter, par le tableau effrayant des misères auxquelles ce vice peut conduire.

Si cette habitude est trop enracinée, si les secours de la raison sont impuissans, il faut alors une barrière plus efficace ; il faut employer la force contre la force, et avoir recours à des moyens physiques pour faire rentrer l'habitude sous l'empire de la raison. Pour atteindre ce but, différens moyens ont été proposés et employés; nous n'en connaissons pas de plus efficace que celui que nous avons imaginé, et qui est représenté dans le premier volume de notre ouvrage sur les hernies, etc., pages x et xj, et pl. XII, XIII, XIV, XV et XVI[1].

Il n'entre pas dans notre but de faire ici un cours de thérapeutique médicale; nous avons indiqué les principaux moyens que l'on peut mettre en usage pour remplir les indications qu'exige l'état des malades. C'est à l'homme de l'art à en diriger l'administration, et à en surveiller les effets. Nous ajouterons seulement que, vers la fin du traitement orthopédique, c'est-à-dire, lorsque la colonne vertébrale est à peu près redressée, ou lorsqu'on a obtenu tout le succès qu'on pouvait espérer, d'après l'ancienneté de la maladie,

---

(1) *Considérations sur les Hernies abdominales et sur les Anus contre nature*; 2 vol. in-8°, avec 21 planches : 12 fr. A Paris, chez l'auteur.

l'âge de la personne, etc., nous avons recours aux frictions stimulantes, aux bains froids, salés ou sulfureux, à l'insolation. Ce dernier moyen nous a paru un des meilleurs toniques auxquels on puisse avoir recours dans ce cas. Ainsi nous conseillons de se coucher sur le ventre dans un lieu exposé au soleil, et de recevoir sur le dos l'action directe de ses rayons, après avoir pris les précautions convenables pour garantir la tête.

Les bains froids sont employés à des températures variées ; par l'habitude on peut descendre de vingt degrés à dix degrés, et même à quatre degrés au-dessus de zéro. Les malades y restent de cinq à dix minutes ; ils sont ensuite frictionnés, et se livrent immédiatement après à quelques exercices. La réaction vitale qui survient alors indique avec quelle énergie ce froid momentané stimule tous les systèmes de l'économie. Un des praticiens les plus distingués de notre époque recommande ces bains, à une température beaucoup plus basse encore, et dans tous les cas. Nous ne saurions être entièrement de son avis ; on pensera facilement que nous ne pouvons surtout en énoncer le précepte ; nous n'ignorons pas, en effet, qu'il en est quelquefois résulté des inconvéniens ; nous devons ajouter cependant que jamais nous n'avons été témoin de ces inconvéniens ; plusieurs jeunes personnes dirigées, dans notre établissement, d'après les soins éclairés de ce professeur, étaient obligées de casser la glace qui couvrait leur bain; force était de les préparer d'avance, à cause du sel que l'on y ajoutait; et jamais nous n'avons vu survenir aucun accident. Peut-être était-ce dû uniquement au talent du médecin? Il est à remarquer que les bains froids sont pris avec plaisir, lorsqu'on en a eu l'habitude.

Ce régime doit être suivi avec persévérance, pendant un temps plus ou moins long, pendant deux ou trois mois et même plus. Alors la tension est employée d'une manière moins soutenue et à un degré moins élevé. On amène graduellement les malades à coucher sur un sommier de crin ou de plantes aromatiques, dont nous conseillons de continuer l'usage pendant une ou plusieurs années.

Ici se borne notre tâche; cependant nous ajouterons quelques mots sur les moyens de traitement des ankyloses des membres, et ensuite des pieds-bots.

On a vu, dans le cours de ce travail, que nous recommandions l'extension rémittente, nommée par nous oscillatoire; on peut voir, dans la description des planches, les moyens que nous employons pour arriver à ce but; ils consistent en une roue ovale diversement modifiée. Parmi les ressources de l'art contre les fausses ankyloses, la plus active est sans contredit dans les mouvemens que l'on peut communiquer à l'articulation malade. Ces mouvemens constituent une véritable oscillation.

Nous avons conçu et exécuté l'idée de confectionner des appareils qui, au moyen de notre roue elliptique, communiqueraient aux articulations ankylosées les mouvemens nécessaires, avec une régularité, une précision que ne sauraient atteindre des forces musculaires étrangères. Ici c'est le malade lui-même qui met la machine en jeu; maître de ses sensations, il peut augmenter ou diminuer à volonté le mouvement qu'il imprime à son articulation malade.

On peut voir dans les pl. (V, XIII et XIV) et leur description, le parti que nous avons tiré de cette idée, et l'application que nous en avons faite dans un fauteuil spécial, ou dans les additions apportées au lit extenseur. Les résultats avantageux que nous avons déjà obtenus nous font espérer, dans l'intérêt de l'humanité, que ces moyens finiront par être généralement adoptés. Il est bien entendu qu'à l'action des machines nous joignons celle des autres moyens recommandés en pareils cas.

La pl. XV représente une jeune fille affectée tout à la fois de kyllochéirie et de kyllopodie. Le moyen que nous avons employé, dans cette circonstance, nous a parfaitement réussi. Il consiste à imprimer aux extrémités, à l'aide de notre roue elliptique, avec un plus ou moins grand nombre de poulies de renvoi, des mouvemens oscillatoires opposés au sens de la contracture des muscles. Ici encore se trouve l'application de notre principe, par rapport à l'influence de l'action musculaire dans les difformités. Nous n'insisterons pas davantage sur ce point, mais nous dirons quelques mots des bottines, dont l'action n'est pas la même au premier coup d'œil ; et si cependant l'on y apporte quelque peu d'attention, on pourra se convaincre que l'identité de résultat est en rapport avec l'identité d'action.

En effet, les bottines (pl. XVIII et XIX), comme toutes les machines en général, donnent lieu à deux ordres de phénomènes, les uns physiques, les autres vitaux. Ces derniers découlent des premiers.

Leur action mécanique est facile à expliquer : elle tend constamment à s'exercer en sens inverse de celle des muscles qui opèrent le renversement du pied, quelle que soit la direction de la difformité, et sont par conséquent dans un état continuel de tension, en opposition avec ceux du côté opposé, qui présentent un état de flexion considérable, porté quelquefois jusqu'à l'atrophie. La partie principale de la bottine consiste dans un levier dont le point d'appui correspond à un des côtés de la jambe ; la puissance s'exerce à la partie supérieure, et la résistance se trouve dans l'action musculaire qui maintient le pied dans sa direction vicieuse.

On voit de là que la bottine agit en annulant d'une part l'action musculaire, tandis qu'une pantoufle inférieure doit contribuer, par sa construction, à rendre aux muscles opposés leur action normale. Tout le talent de l'orthopédiste consiste donc à bien diriger l'action des forces qui s'exercent sur le levier; et c'est surtout aux parties de l'appareil qui entourent le pied que toute son attention doit être portée. En effet, comme l'a démontré M. Delpech, si la pantoufle qui enveloppe le pied détermine beaucoup de douleur, le malade cherche à se soulager en donnant à son membre une autre position : alors la position la moins douloureuse est celle par laquelle il tend à revenir à sa direction vicieuse. Il suit de là, lorsque la partie mécanique est mal exécutée, que, loin de remédier à la difformité, elle ne fait que l'augmenter. Les mêmes inconvéniens se reproduisent lorsque l'application des appareils, même les mieux faits, est négligée ou mal administrée.

Lorsqu'un pied affecté de déviation, dans un sens quelconque, a été soumis pendant quelque temps à l'action d'une bottine, et que le traitement est bien dirigé, on voit peu à peu le membre se nourrir davantage, les muscles acquérir la force qu'ils auraient eue sans l'existence de cette difformité, les mouvemens se rétablir, même dans les membres qui étaient frappés de paralysie, comme l'a dit Scarpa,

La guérison d'un pied-bot et le rétablissement des mouvemens dans un membre paralysé, sont une preuve que
l'action d'une bottine seule suffit pour donner lieu à pareil
résultat, et que l'exercice de la partie difforme peut n'être
qu'accessoire. Nous ajouterons cependant que la guérison
est toujours bien plus rapide et bien plus certaine lorsque
les muscles peuvent être exercés : aussi nous sommes-nous
toujours bien trouvés de l'usage de l'oscillation appliquée au
pied au moyen d'un appareil particulier, et modifié suivant
les circonstances, ainsi qu'on en peut voir un exemple dans
la planche XV, comme nous l'avons dit plus haut. Nous
n'avons pas besoin d'ajouter que les mêmes remarques peuvent s'appliquer aux membres supérieurs.

Nous ne prétendons pas en conclure que l'action de ces
machines se borne uniquement aux muscles; les os et les
ligamens éprouvent aussi les modifications nécessaires pour
rétablir les choses dans leur état normal.

Nous terminons ici notre travail, qui a été bien plus
long que nous ne l'avions prévu. Nous serons heureux si
nous avons fait une œuvre utile à l'humanité. Peut-être
nous est-il permis de le penser, surtout si l'on considère de
quels noms nous pouvons nous étayer. Cet ouvrage est le
résultat de nos études et celui de nos travaux : nous voulons
dire que la théorie et la pratique nous ont également servis.

Il n'est pas besoin d'ajouter que, pour la partie théorique, nous avons appelé à notre aide, et les chefs de notre école, et les ouvrages spéciaux de l'étranger. Ainsi, à côté des noms, si connus en France, des Boyer, Marjolin, Dupuytren, Delpech, Roux, Breschet, Lisfranc et Cloquet, nous aurions pu citer ceux de Meckel, Scarpa, Wetzell, Shaw, Blomfield, Jœrg, etc. Tous les mémoires anciens un peu importans, nous les avons trouvés parmi ceux de l'Académie de chirurgie; les noms se trouvent du reste dans le cours de cet ouvrage, et principalement dans cette troisième partie, que nous considérons comme la plus importante. Que l'on ne regarde donc point comme une omission volontaire ce qui n'est dû qu'à la nature même de notre travail, dans lequel nous n'aurions pu, sans ennui pour nos lecteurs, multiplier les citations de noms, d'ouvrages et de pages. Il est probable que là ne se borneront point les reproches dont notre livre est susceptible; mais comme celui-ci aurait pu attaquer l'homme et non pas le livre, nous avons dû protester contre toute accusation à cet égard.

EXPLICATION DES PLANCHES.

PLANCHE Ire.

Le malade soumis à l'action du mécanisme oscillatoire.

A, arbre horizontal tournant dans des supports fixés au bois du lit; cet arbre porte un rochet qui permet de l'arrêter au moyen du cliquet *a*; on le fait mouvoir avec la manivelle *b*.

BB, lanières ou courroies en cuir, fixées par l'une de leurs extrémités à l'arbre *A*, et par l'autre au cadre du lit *c*; ces lanières servent à élever ou abaisser le matelas, au moyen de l'arbre *A* sur lequel elles s'enveloppent ou se développent à volonté, suivant la direction du mouvement que l'on donne audit arbre.

D, coulisse en portion de cercle tracé du centre de mouvement du cadre *C* en *T*.

E, casque en fer, dont la partie supérieure, figurée en forme de *T*, peut parcourir librement la rainure pratiquée dans la pièce *D*, soit en montant, soit en descendant, suivant l'action des courroies sur le cadre du lit, auquel est attaché un conducteur d'acier *R*, brisé à charnière près de l'empatement par lequel il est fixé au cadre, et de plus, divisé en deux parties coulant l'une sur l'autre, et tenues ensemble par une vis de pression qui permet de donner à ce conducteur différentes longueurs.

G G, supports élastiques en acier destinés à recevoir des coussins qui permettent une pression plus ou moins grande sur le côté où la déviation est portée.

H, ceinture qui embrasse la chute des reins, et dont chaque côté est divisé en deux lanières réunies à leurs extrémités par un arc de cercle en acier.

F, mentonnière attachée au casque par plusieurs courroies qui permettent l'éloignement ou le rapprochement du casque.

J, courroies qui s'unissent, au moyen d'une boucle et d'un porte-mousqueton, aux courroies de la ceinture et aux cordes passant sur les poulies *c c*; les cordes sont fixées aux extrémités des deux tubes *d* et *d* renfermant des ressorts à boudin, et attachés, par une clavette, à la traverse *K*; l'un de ces tubes (qui sont de vrais pesons à ressorts) est gradué pour indiquer le degré de tension.

L, deuxième arbre horizontal, portant une poulie à laquelle on peut donner divers degrés d'excentricité; sur cette poulie et sur celle *e* passe la corde *f*, qui est fixée d'un bout à la traverse *K*, et de l'autre à l'axe de la manivelle *b*; cet axe est arrêté au point que l'on désire par un encliquetage pareil à celui qu'on voit en *A* et *a*, au montant du dossier de la tête.

M, support mobile verticalement, et formant, à son extrémité supérieure, la cage d'une roue dentée, mise en mouvement par la manivelle h.

N, grande roue dentée fixée à l'extrémité'de l'arbre L.

$O\,O$, chaîne de Vaucanson passant sur la roue N et sur celle qui est placée sur le support M. Par le moyen de la manivelle h, placée à la portée du malade, cette chaîne met en action tout le mécanisme destiné à opérer le mouvement oscillatoire.

P, pupitre mobile destiné à recevoir un livre.

Planche II.

Vue du lit extenseur, en l'absence du malade.

B B, Lanières ou courroies en cuir dont les fonctions ont été indiquées pl. Ire.

D, coulisse circulaire pour recevoir la tige du casque.

G G, supports élastiques en acier, destinés à recevoir des coussins.

L, lanière.

L, arbre horizontal fixé sur la grande roue dentée *N*.

M, support mobile verticalement sur le côté du lit, et portant la manivelle *h* fixée à l'arbre de la petite roue dentée sur laquelle passe la chaîne d'engrenage de Vaucanson *o, o* qui communique sa vitesse à la roue *N*.

Q, poulie elliptique dont le grand diamètre est variable; cette poulie présente, par l'inégalité de ses rayons, l'avantage de faire varier, durant sa révolution, la tension de la corde *f*, et son action sur la traverse *K*, les courroies *J*, la ceinture *H*, pl. I.

C'est de cette disposition que résulte la tension croissante, décroissante et le repos intermittent qui opère sur le malade une action propre à rétablir l'équilibre dans les parties où il est troublé.

Z Z, deux branches en équerre servant à supporter le malade.

1, 2 et 3, retraites pratiquées à l'arbre *a b*, pour recevoir les coussinets 5, entre lesquels cet arbre peut tourner librement; cet arbre est placé sous le cadre qui porte le matelas, qui est divisé en deux parties. La partie supérieure est fixée après les empatèmens *p p*, soudés à l'arbre *a b*.

A l'extrémité *b* de l'arbre *a b*, est ajusté carrément un levier 4, dont le bout est arrondi pour recevoir une pièce 8, tenant par une branche taraudée à la partie 7. Cette pièce 8 est mobile à charnière après la branche taraudée.

La pièce 6 se monte carrément sur le bout de l'arbre horizontal *L* et *y*, fait la fonction de manivelle, dont la rotation fait monter et descendre la pièce 7, qui communique le mouvement à la pièce 4, et par conséquent à l'arbre *a b*, qui donne un mouvement oscillatoire au matelas.

Le mouvement oscillatoire de l'arbre *a b* peut être augmenté ou diminué à volonté par le déplacement du *boulon curseur* 9, sur lequel tourne la pièce 7 ; car ce déplacement augmentant ou diminuant la longueur du levier formé par la pièce 6, augmente ou diminue le tirage de la pièce 7, et conséquemment l'espace parcouru par le levier 4.

Nota. Ce mécanisme additionnel ayant été conçu et exécuté depuis la confection de la planche, et les procédés lithographiques ne permettant pas les changemens que l'on peut obtenir par la gravure sur cuivre, il n'a pas été possible de représenter, sous le vrai point de vue, l'assemblage des pièces 4, 6, 7 et 8 ; et dans la disposition actuelle de la figure, on conçoit que l'arbre *L*, qui porte la roue elliptique, ne pourrait pas tourner, parce que la pièce 6 viendrait toucher contre le montant du lit. Mais si l'on suppose, comme il l'est en effet, l'arbre *L* prolongé de quelques pouces, toutes les pièces pourront fonctionner librement en dehors de ce montant, et le mouvement oscillatoire de l'arbre *a b* ne souffrira plus d'obstacle.

Planche III.

Développement de toutes les pièces qui constituent le mécanisme du lit extenseur (Pl. Iʳᵉ).

1, 2 et 3, Supports en cuivre, destinés à recevoir l'arbre horizontal A; les supports sont fixés au bois du lit par des vis.

4, écrou servant à fixer la manivelle b, et le rochet 5, à l'extrémité de l'arbre A.

6, platine portant le cliquet et son ressort, destiné à arrêter le rochet 5 et par conséquent l'arbre A.

7, 7, supports et rouleau destinés à diminuer le frottement des lanières B, qui passent dessus.

8, 8, boucle fixée au cadre C (pl. I et II), pour y attacher les lanières dans l'autre extrémité, rompue en B et arrêtée par les crochets $x\,x$ pratiqués à l'arbre horizontal A.

9, arbre portant une roue dentée qui se place dans le vide V, que l'on voit à la partie supérieure du support M.

10, écrou pour fixer la manivelle h à l'arbre 9.

11, 11, 11, boulons, écrous et rondelles destinés à fixer au bois du lit le support M, par les ouvertures longitudinales o, o, dont l'étendue permet de le placer à la hauteur convenable pour la commodité du malade, qui doit mettre en mouvement l'arbre 9 par le moyen de la manivelle h.

12, clef destinée à monter et démonter les écrous 10 et 11, etc.

$R\,R$, double figure représentant le conducteur d'acier destiné à élever ou abaisser simultanément le casque E par le mouvement imprimé au cadre du lit C par les lanières $B B$, pl. I. La figure à gauche représente séparément les deux parties a et b dont ce conducteur est composé; ff sont les mouvemens à charnières pratiqués aux empatemens $p p$ par lesquels on les fixe au cadre C; la figure à droite présente les pièces réunies par le moyen de l'écrou et de la rondelle c et d; la partie supérieure e, e, porte un trou dans lequel passe la tige placée verticalement sur le sommet du casque E muni de sa mentonnière F et de ses courroies $r r$.

D, profil de la courbe désignée par la même lettre, pl. I et II. 2 D vue de la même pièce en épaisseur.

G, pièce de tôle qui recouvre l'ouverture pratiquée à la tête du lit; $X X$, les pièces réunies à ce crochet sont le développement de la pièce placée verticalement sur le casque E; a est l'axe principal sur lequel se placent le ressort b et les pièces c et d; l'écrou e sert à retenir le tout et à comprimer le ressort b durant l'action du mécanisme oscillateur; les pièces g, f et h servent à fixer l'axe a à la partie supérieure du casque E; la seule inspection en démontre l'usage, et l'on pourrait dire en quelque sorte : *Verbis quid opus est?* K, traverse décrite pl. I; b, b, sont les tubes attachés à cette traverse et qui renferment des ressorts à boudin; a, a, sont les crochets placés aux extrémités des cordes fixées aux courroies J de la ceinture H, pl. I; t, extrémité de la corde de tension f, pl. I et II; e, e, plan et profil de la chape et de la poulie e placée sur la traverse supérieure du dossier du lit, pl. I et II.

W. Les pièces renfermées entre ces crochets sont le développement de l'intérieur des tubes b, b; a est le ressort à boudin, b le tube qui le renferme, c la tige d'acier qui passe dans le trou qui doit être pratiqué dans l'écrou d, qui se visse au bas du tube : l'écrou d et le ressort a étant passés sur la tige c, y sont retenus par l'écrou f; e plan et profil des crochets $a\,a$, fig. K, qui s'adaptent à l'espèce d'étrier pratiqué à la partie inférieure de la tige de compression des res-sorts renfermés dans les tubes.

$L L$, arbre horizontal et grande roue dentée N, pl. I et II. S, S, S les trois supports fixés extérieurement au dossier du lit, et dans lesquels tourne librement l'arbre horizontal $L L$; vers le milieu de cet arbre, s'élève, sur la partie renfor-cée, une languette l qui passe dans une petite coche m, pratiquée dans le trou central des diverses vues $Q\,Q$ de la roue elliptique, pour empêcher cette roue de tourner sépa-rément de l'arbre, et n'en faire en quelque sorte qu'une seule et même pièce. Ces figures suffisent pour l'intelligence actuelle de cette roue, qui sera décrite avec le plus grand détail pl. IV.

T, T, sont deux boulons portant pivots, et attachés, par un empatement, aux côtés du cadre mobile du lit. Dans la figure à gauche, le pivot est censé placé dans le cylindre creux qui doit servir de garniture au trou pratiqué dans le bois du lit : dans la figure à droite le pivot est hors du trou.

C, C, plan et profil des poulies désignées par les mêmes lettres, pl. I.

V, V, les figures renfermées entre ces crochets repré-sentent 1° une espèce de treuil tout monté t, t, attaché exté-

rieurement à la traverse inférieure du dossier du lit, et vu
(pl. II), au-dessus de la manivelle *g*; 2° toutes les pièces
détachées de ce treuil : *a* est l'arbre, *b* le cliquet, *c* le rochet,
d un écrou qui sert à fixer ensemble l'arbre, le rochet et la
manivelle *g*.

13, 13, boîte en portion de cercle servant à recouvrir,
extérieurement, l'ouverture longitudinale pratiquée au dossier du lit pour le passage des pièces dépendantes du
casque *E*.

14, chaîne d'engrenage de Vaucanson, pour transmettre
le mouvement des roues dentées *N* et 9.

Planche IV.

Développement complet de la roue elliptique.

Fig. 1. Cette figure représente la roue au repos. *a a*, arbre horizontal qui lui sert d'axe ; cet arbre est indiqué, pl. I, sous la lettre *A*. *b b*, gorge en spirale sur laquelle passe la corde *f* destinée à opérer les diverses tensions ascendantes, descendantes et intermittentes.

C cliquet, *d* coulisse pourvue d'un mentonnet *i*, sur lequel presse le cliquet *c* pour la maintenir en arrêt ; au-dessous de ce mentonnet passe la tige *k*, qui reçoit le ressort à boudin *e*.

f support fixé à la roue ; sur ce support est placé un rouleau pour maintenir la direction de la coulisse *d*.

h, support qui soutient et dirige la tige *k* ; il sert aussi à porter le ressort *b*, destiné à presser le cliquet *c* et à le faire accrocher au mentonnet *i* ; la détente de ce cliquet est produite par la pression de la corde sur le point *g* ; lorsque la détente a lieu, la coulisse *d* se trouve placée dans la position moyenne, fig. 2, ce qui porte la corde au point *b*, c'est le *b* supérieur, fig. 2, du point *p* où elle était, ce qui permet de prolonger le repos.

m, support contenant un rouleau sur lequel presse la coulisse dans la révolution de la roue, et qui contraint cette coulisse à rentrer à sa première position.

n, *n*, vis placées sur la portion de la roue qui est mobile ;

elles servent à arrêter, sur la platine o, cette portion de roue lorsqu'on veut l'éloigner ou la rapprocher du corps principal; c'est en éloignant ou rapprochant cette partie que l'on peut augmenter ou diminuer la tension.

Fig. 2. Cette figure représente la roue, lorsque la coulisse a changé de place.

Fig. 3. Vue de la roue lorsqu'on a éloigné l'une de l'autre les pièces p et q pour augmenter la tension par un excès d'excentricité : r, vis de pression pour fixer la roue sur l'arbre horizontal $a\,a$.

Fig. 4. La roue est vue dans cette figure du côté qui présente la platine o, o, sur laquelle pressent les vis n, n, fixées à la partie mobile q.

V, ouverture longitudinale servant à maintenir la portion mobile de la roue dans la même direction lorsqu'on en change l'excentricité; s, ouverture circulaire avec arrêt, dans laquelle passe l'arbre horizontal; t, t, vis destinées à fixer invariablement la platine $o\,o$ sur l'autre partie de la roue.

Fig. 5. Vue de la roue du côté opposé; elle présente de ce côté la coulisse d, vue sur son épaisseur, et la manière dont elle est ajustée (à queue d'aronde) sur la roue.

Fig. 6. Partie principale de la roue, isolée de la partie mobile q; x, rainure en queue d'aronde destinée à recevoir la coulisse mobile; cette figure offre aussi la platine $o\,o$, les vis qui servent à la fixer sur la partie invariable de la roue, et les vis de pression de la partie mobile avec leurs rondelles.

Fig. 7. Même pièce vue par le bout ou l'épaisseur; x, rainure où se place la coulisse mobile, fig. 10, qui présente aussi le détail des pièces ajoutées sur la tige k. f, support garni de son rouleau.

Les figures 8 et 9 représentent le support m vu en place et en profil avec son rouleau isolé; le cliquet c, son ressort de pression, et le support directeur de la tige k fixée à la tige mobile.

La courbe pratiquée à l'extrémité de la coulisse mobile d (fig. 1, 2 et 10, pl. IV) est destinée à faire rentrer cette coulisse à sa première place ou position d'arrêt (fig. 1), par l'action du rouleau placé sur le support m, lorsque, par la révolution de la roue elliptique, cette courbe vient se développer sur ce rouleau, en commençant au point d (fig. 2), où le support m est vu par le bout. Si l'on conçoit ce support, vu en place et de profil (fig. 8), fixé perpendiculairement par sa base contre le dossier du lit, et dans la ligne qui passe par le centre de l'arbre $a\,a$ qui porte la roue elliptique, et assez près de la face de cette roue pour que le sommet de la courbe ne fasse qu'effleurer le rouleau lorsque la coulisse d est rentrée à sa première place, comme dans la fig. 1re, il est évident qu'après la révolution de la roue et la détente du cliquet, la coulisse mobile d se trouvera dans la position fig. 2, et que, venant appuyer par le point d de sa courbe contre le rouleau du support m, cette action forcera la coulisse de rentrer à sa première place par le mouvement de la roue. On peut comparer cette action du rouleau sur la courbe de la coulisse à l'action qu'exerce la gâche

d'une serrure à tour et demi sur le plan incliné ou la courbe
du pêne, et qui le force à rentrer dans la serrure par le
mouvement imprimé à la porte, avec cette différence seu‑
lement que le pêne s'échappe par l'action d'un ressort in‑
térieur, lorsqu'il rencontre l'ouverture pratiquée à la gâche.
On conçoit encore que, si le support m était placé sur une
pièce mobile qui permît de l'écarter et de le fixer hors du
contact de la courbe, la tension moyenne pourrait être pro‑
longée indéfiniment, quel que fût le nombre de tours im‑
primés à la roue elliptique ; mais cet effet s'obtient d'une
manière bien plus simple et plus directe, en suspendant
l'action de la manivelle durant tout le temps que l'on veut
conserver la tension moyenne.

Planche V.

Vue du lit adapté au traitement d'une fausse ankylose coxo-fémorale.

Dans ce traitement le malade, comme on le voit, est assis et à demi couché sur des coussins ; il est retenu par la ceinture *H*, garnie de courroies que l'on fixe de chaque côté du lit par les boucles *b b*.

Les courroies *B B* sont, comme dans les planches précédentes, destinées à faire varier l'inclinaison du cadre *C* par l'action d'un arbre sur lequel s'enveloppent les courroies, et qui est fixé par un cliquet.

Le support *m* porte également la roue dentée fixée sur l'arbre de la manivelle, et formant engrenage avec la chaîne *O* et la grande roue *N*.

Dans la disposition actuelle, la traverse *K* porte un troisième tube 3, garni de son ressort à boudin ; l'action de ce troisième ressort s'exerce sur la corde passant sur la poulie *i*, placée sur la traverse supérieure du support *m* ; cette corde se rattache à un arc de cercle en acier qui réunit les doubles courroies passant sous les articulations des genoux ; les cordes *ff*, qui tiennent aux deux premiers tubes, sont renvoyées, par des poulies *c*, jusque vers le bord du lit, et vont passer sur des poulies placées derrière les supports *m*, pour de là se rattacher aux genouillères placées sous les courroies verticales réunies par l'arc d'acier.

Avec cette disposition, lorsque l'appareil est mis en

mouvement par l'action de la manivelle, la tension de la corde qui passe sur la poulie *e* force la traverse *k* à exercer une triple action, répartie sur les trois ressorts à boudin renfermés dans les tubes; l'action des extrémités tend à écarter les genoux du malade, et l'action du milieu tend à les soulever. La seule inspection de la planche suffit pour concevoir tous ces effets, même sans aucune explication ultérieure.

Planches VI, VII, VIII et IX.

Fauteuil extenseur, avec oscillations latérales, dans le plan vertical, et synchronisme d'oscillations horizontales, destiné au traitement de la déviation de la colonne vertébrale, le malade placé dans la position verticale.

Pl. VI. Cette planche représente le fauteuil vu de face, la machine au repos, dans le terme intermédiaire entre les deux oscillations latérales.

Le malade est assujéti sur le fauteuil par une ceinture A, garnie de deux goussets en taffetas BB, pour éviter la pression sur les os des îles; cette ceinture est retenue par des courroies c (pl. VII et VIII), par une boule b, fixée à la traverse du fauteuil.

Le châssis D (mêmes planches), sur lequel pose le coussin, porte aussi une agrafe pour maintenir la courroie.

Ce châssis est fixé à deux crémaillères en fer, dans lesquelles engrènent deux petites roues dentées, portées par l'arbre de la manivelle m, et l'on peut, au moyen de cette manivelle, élever ou abaisser à la hauteur convenable le coussin du fauteuil : l'arbre est retenu par l'action d'un cliquet, sur un rochet placé carrément à son extrémité avec la manivelle m, comme cela est indiqué sur les figures, et expliqué pour les constructions précédentes.

Le malade est soutenu, sous aisselles, par deux bourrelets élastiques ee, attachés à la base de deux supports formés par des tringles en fer, suspendues à la pièce E, formant une portion de cercle au-dessus du casque, et dont les deux extrémités, prolongées en ligne droite et arrondies en forme de pivots, reçoivent plusieurs rondelles destinées à éloigner ou rapprocher à volonté le point de suspension des supports en fer *S S,* suivant la carrure du malade que l'on veut traiter. Ces rondelles et ces supports sont retenus par un écrou à chacune des extrémités de la pièce *E* ; cette pièce porte une tige *T*, passant à travers le support *S* (pl. VII et VIII), et que l'on ne voit (pl. VI) que par le bout ; la tige *T* peut tourner librement dans le support *S* ; mais elle ne peut descendre qu'à la hauteur à laquelle on la fixe par l'écrou *R.*

Le casque est suspendu à l'arc de cercle *E* par deux petits cylindres d'acier, revêtus de ressorts à boudin, dont le bout inférieur pose sur la partie convexe de la traverse *E,* et le bout supérieur est retenu et pressé par une rondelle vissée sur le bout du cylindre. L'extrémité inférieure de chaque cylindre est percée en travers pour recevoir les pivots pratiqués à une pièce de fer qui sert à y attacher le casque fixement par sa partie supérieure.

La circonférence du casque porte, à gauche et à droite, un certain nombre de crochets (pl. X, fig. 8) pour recevoir les courroies fixées à la mentonnière *m* (pl. VI).

La base des supports en fer *S S* (pl. VI) porte aussi des broches saillantes et taraudées pour recevoir des arcs d'acier, munis de ressorts et de pelotes (*a* et *p,* pl. VI), et fixés par des écrous aux broches taraudées (pl. X, fig. 46).

Derrière le dos du malade (pl. VII et IX), la tringle du

support des aisselles peut assujétir deux de ces arcs d'acier, l'un *a* et *p*, garni d'un ressort et d'une pelote (fig. 37, 38, 39 et 40, pl. X); l'autre (fig. 35) destiné à recevoir l'action d'un axe dépendant des leviers mobiles (fig. 34) destinés à adoucir et faciliter l'oscillation horizontale, soit à gauche, soit à droite, par le mouvement en tous sens que permet une rotule fixée à chaque extrémité de l'axe *a* (pl. X).

Pl. VII. La planche VII, qui présente le fauteuil vu du côté gauche, est celle où l'on distingue plus facilement ces espèces d'armatures en acier, fixées aux tringles des châssis de suspension des aisselles par des vis de pression, dont les unes, celles qui fixent l'arc 35 (pl. X), sont placées sur un curseur (fig. 45, pl. X) qui permet de le placer à différentes hauteurs.

Le châssis *F* (pl. VI, VII, VIII et IX), qui n'est qu'un appendice du dossier du fauteuil, sert uniquement à porter la coulisse d'acier *g* (pl. IX), dans laquelle passe librement le bout arrondi de la tige fig. 2 (pl. X), fixée carrément sur la tige fig. 5 par un écrou fig. 4.

La bascule verticale *G* (pl. VII, VIII, IX), mobile sur un boulon vu (fig. 21 et 22, pl. X) avec son écrou et sa rondelle, mobile, disons-nous, au point *H* (pl. VII, VIII et IX), porte un support horizontal renforcé par un arc-boutant, parce qu'il reçoit tout l'effort de la tension.

La bascule *G* porte à sa partie inférieure un châssis en fer, formé par deux pièces cylindriques assemblées par deux traverses et des écrous; ce châssis, vu distinctement (pl. VIII), et avec tous ses développemens (pl. X, fig. 18, 19,

20, 24 et 25), est fixé à la bascule *G* par le moyen de deux empatemens et de fortes vis.

L'arbre de la grande roue *N* (pl. VII, VIII et IX) porte une manivelle à laquelle est adaptée une poulie *O* (pl. VIII et IX). La gorge de cette poulie (fig. 29, pl. X) embrasse exactement les cylindres (fig. 20). Cette poulie peut se fixer à diverses distances du centre de l'arbre (fig. 16, pl. X), suivant l'étendue des oscillations latérales que l'on veut faire opérer à la machine.

La grande roue *N* est mise en mouvement par l'action de la manivelle *h* (pl. VII et IX), dont l'arbre porte une petite roue dentée qui forme engrenage avec la grande roue *N*.

Indépendamment des oscillations latérales qui ont lieu dans le même plan vertical, on conçoit que la coulisse *g* (pl. VII, VIII et IX) étant immobile sur le châssis *F*, il est impossible que la bascule *G* soit balancée à gauche ou à droite, sans qu'il y ait oscillation horizontale contemporaine par l'action de la tige (fig. 2, pl. X), fixée carrément sur la tige qui porte le casque et les supports des aisselles.

Et pour adoucir cette oscillation horizontale, la bascule *G* la régularise, en quelque sorte, par l'action de deux leviers en fer, dont l'un tient à la bascule même, et tourne librement sur une vis à portée au point *Z* (pl. IX); l'autre levier, en forme d'équerre, tourne librement sur une deuxième vis à portée, fixée sur un support de fer *x* (que l'on doit concevoir plié à angle droit perpendiculairement

à la planche, comme on le voit de profil pl. X, fig. 42),
(pl. IX), attaché au dossier du fauteuil.

Tous ces détails, que nous n'avons pu rendre plus concis,
donneront une idée suffisante des fonctions de ce mécanisme et des principes qui ont dirigé l'auteur.

Planche X.

Développement de toutes les pièces qui constituent le mécanisme du fauteuil extenseur à doubles oscillations contemporaines, verticales et horizontales.

Fig. 1. Bascule verticale, avec son support horizontal et son arc-boutant.

Fig. 2. Tige servant à produire l'oscillation horizontale par l'action de la coulisse (fig. 3) fixée sur le châssis formant appendice au dossier du fauteuil.

Fig. 4. Ecrou servant à fixer la tige ou levier 2 sur la tige taraudée (fig. 5) fixée à la pièce en arc de cercle, à laquelle est suspendu le casque vu en plan (fig. 8).

Fig. 6. Les rondelles qui servent à espacer convenablement les supports des aisselles (fig. 41 et 43).

Fig. 7. Les écrous qui servent à retenir les rondelles et les supports.

Fig. 8. Le casque vu par le haut.

Fig. 9, 9, 9, 9. 1° les deux crémaillères fixées au cadre du fauteuil qui supporte le coussin ; 2° l'arbre portant les deux roues dentées engrenant dans les crémaillères ; cet arbre porte aussi la manivelle et le rochet.

Fig. 15. Plaque qui se fixe au bois du fauteuil et qui porte le cliquet destiné à arrêter l'arbre 9,9 par son rochet.

Fig. 10. Assemblage des pièces (fig. 11, 12, 13, 14) qui portent l'arbre et la roue dentée 10, qui, par le moyen de sa manivelle, sert à conduire la grande roue fig. 26.

Fig. 16 et 17. Arbre de la grande roue (fig. 26) [1], et écrou qui sert à fixer cette roue.

Fig. 27. Monture des coussinets entre lesquels tournent les tourillons de l'arbre, fig. 16.

Fig. 18, 19, 20, 24 et 25, présentent les pièces qui composent le parallélogramme formé par les cylindres d'acier assemblés par la traverse 24 et les écrous 25, 25 et 19. Ce parallélogramme ou châssis est vu distinctement pl. VIII, au bas de la bascule G. C'est entre ces deux cylindres que passe la poulie fig. 29 et O pl. VIII.

Fig. 23. Plaque de tôle attachée au dossier du fauteuil, à l'endroit du mouvement de la bascule.

Fig. 28. Plan et profil d'une chape attachée sur le cadre du fauteuil, pour passer et maintenir la courroie de la ceinture qui assujétit le malade sur le coussin.

Fig. 29. Rouleau portant à sa circonférence une gorge comme une poulie; il est vu sous la lettre O, pl. VIII et IX.

Fig. 30, 30. Boucles fixées au fauteuil pour attacher les courroies de la ceinture.

Fig. 31, 31. Répétition des fig. 28.

Fig. 32 et 33. Vis à portée avec une rondelle, servant à attacher à la bascule le conducteur, fig. 34.

Fig. 34. Conducteur tenant d'une part à la bascule par une vis à portée sur laquelle il tourne librement, et d'autre part au levier en forme d'équerre sur lequel il est attaché par une seconde vis à portée, qui lui conserve la liberté du

______

(1) Désignée par la lettre N, pl. VII, VIII et IX.

mouvement. Ce levier est mobile au point i, sur une troisième vis à portée, fixée à la pièce (fig. 42) attachée au dossier du fauteuil (pl. IX, lettre x). Le levier i porte une tige a qui tourne en tous sens, et sur le bout du levier i, et sur la convexité de la courbe d'acier (fig. 35), où elle est retenue par une rotule.

Fig. 36. Ressort supplémentaire pour augmenter, au besoin, la pression des ressorts 37 et 39 sur leurs pelotes 38 et 40.

Fig. 41. Vue du support pyramidal formé par des tringles en fer d'une seule pièce, avec la traverse supérieure qui porte les coussinets de suspension mobiles par des vis de rappel.

Fig. 43. Deuxième support, dont l'une des branches est assemblée à charnière au retour d'équerre de la traverse supérieure, afin de pouvoir écarter cette branche pour passer le second bras du malade, lorsque le premier support est placé sous l'aisselle de l'autre bras.

Fig. 44. Bourrelet élastique sur lequel porte l'aisselle du malade.

Fig. 45. Curseur mobile, avec une broche taraudée, pour y fixer, avec un écrou de pression, l'espèce d'armature fig. 35.

Fig. 46,46. Ecrous et rondelles servant à fixer les deux branches des supports après la partie arquée qui porte le bourrelet élastique. Cette partie est en bois, recouverte de maroquin, comme le bourrelet; elle porte deux broches en acier, sur lesquelles se fixent les tringles des supports.

III.   14

Planches XI et XII.

Fauteuil oscillatoire destiné au traitement de la déviation de la colonne
cervicale, du côté gauche.

Pl. XI, fig. 1re. Le malade vu du côté gauche.

Dans cet appareil le coussin est posé simplement sur le
cadre immobile du fauteuil. Les courroies de la ceinture, servant à fixer le malade, vont se rattacher directement aux
boucles portées par la traverse d'assemblage A. Le développement de cette ceinture et de ses courroies est vu pl. XII,
fig. 1re; la fig. 2 de la même planche présente les deux courroies destinées à attacher le malade au dossier du fauteuil,
par dessous les aisselles, comme on le voit aux trois fig. de
la pl. XI.

Le dossier du fauteuil B, B, B (pl. XI, fig. 1, 2 et 3),
porte un support composé de quatre pièces, savoir : la pièce
verticale C, le support horizontal D, et deux arcs-boutans
E et F, dont le dernier sert d'appui au dos du malade.

L'arbre qui porte la poulie elliptique o et la manivelle m,
au moyen de laquelle le malade fait agir lui-même la machine, est placé sur le devant du fauteuil, et monté sur les
pièces dont on voit le développement pl. XII, fig. 3.

Le casque est fixé invariablement à la tige de fer a; cette
tige est taraudée, et passe librement dans un trou pratiqué
au support D; elle est élevée et maintenue par l'écrou b, à
la hauteur et au degré de tension indiqués par le caractère
de la maladie.

A la tige a (pl. XII, fig. 4) est fixé carrément, au moyen de l'écrou *c,* le double levier *d d,* portant à chacune de ses extrémités un crochet où va se rattacher l'une des courroies fixées à chacune des cordes 1 et 2, fig. 5, pl. XII.

La première de ces cordes 1, est fixée à la traverse antérieure du fauteuil, dans le plan même de la poulie elliptique sur laquelle elle passe d'abord, puis elle s'élève perpendiculairement jusqu'à la poulie fixée sur le support *D*; elle passe sur cette poulie et va tourner sur la poulie *f,* d'où elle revient s'accrocher au levier *d,* par son bout de courroie. La poulie *f,* est montée sur la pièce de rapport 12, fixée par deux vis au montant vertical *c.*

La seconde corde 2, fixée à l'autre crochet du levier *d,* passe de là sur la poulie *g,* et descend perpendiculairement à côté de la pièce verticale du support fig. 2, où l'on voit le bout inférieur de cette corde chargée d'un pois *p,* qui opère la tension des deux cordes.

Ceci bien entendu, on conçoit que le mouvement imprimé à la machine par la main du malade communique au double levier *d d,* fixé invariablement sur la tige du casque, un mouvement oscillatoire à ce casque, et conséquemment à la tête et au cou du malade.

La fig. 3 présente le malade vu du côté droit, et la colonne cervicale entièrement redressée.

Pl. XII, fig. 6, mentonnière avec ses courroies.

Fig. 7, coussin du fauteuil; 8, coussin du tabouret.

Fig. 9, arbre de la poulie elliptique *o* et de la manivelle *m*; 10, pièces détachées de la poulie; 11, manivelle et son écrou; 12, pièce de rapport pour fixer la poulie *f.* Les autres figures s'expliquent d'elles-mêmes.

Planche XIII.

Fauteuil extenseur appliqué au traitement d'une ankilose au genou droit

Fig. 1re. Vue du malade du côté droit, et faisant mouvoir lui-même le mécanisme extenseur au moyen de la manivelle m.

Cet appareil orthopédique est muni de deux arbres en fer, a et b, portant chacun une poulie à excentricité variable à volonté, c et c.

Le premier arbre a est placé sur l'appui fixé sur le devant du fauteuil, aux deux montans A et B, vus séparément (pl. XIV, fig. 2); cet arbre a porte, à l'une de ses extrémités, la manivelle m; à l'autre extrémité, on voit la roue dentée D, sur laquelle passe la chaîne d'engrenage de Vaucanson, qui communique sa vitesse à la roue dentée E, fixée à l'extrémité du deuxième arbre b, sur lequel se trouve aussi la deuxième poulie elliptique c; cet arbre tourne librement dans des supports attachés aux deux montans F et G du dossier.

Les cordes $x\,x$ (fig. 4), munies des courroies $s\,s$ et des ressorts rr, renfermés dans une gaîne de maroquin ou de taffetas, se fixent, l'une au soulier du malade, et remonte sur la poulie e, attachée à la traverse supérieure de la coulisse formée par deux baguettes en bois $z\,z$, et maintenue par un appui T, fixé à la traverse antérieure du fauteuil, vue séparément (pl. XIV, fig. 2). De la poulie e, la corde passe sur la poulie elliptique, et vient se rattacher à la pièce que nous venons d'indiquer.

La deuxième corde est fixée d'abord à la traverse *H*, qui forme assemblage avec les deux montans *F* et *G*; elle passe sur la poulie excentrique du deuxième arbre *b*, et de là sur une poulie fixée en *i*, à la traverse d'assemblage des deux montans du fauteuil *A* et *B*, et vient enfin se rattacher à la genouillère *k*, vue sous deux aspects différens (fig. 2 et 3).

La fig. 5 présente une coiffe en taffetas gommé, dans laquelle on enveloppe la partie malade, lorsqu'on veut l'exposer à la fumigation.

La fig. 6 représente le fourneau destiné à cet usage, avec le développement de toutes les pièces qui le composent, 1, 2, 3, 4 et 5.

La fig. 7 représente la tablette placée devant le malade sur les montans *A* et *B*.

Si nous nous sommes bien expliqués, le lecteur comprendra facilement les fonctions de ce mécanisme; il apercevra sans doute qu'au moment actuel, en supposant la machine arrêtée tout à coup, il s'opère une double action contemporaine du *maximum* de tension; car les deux cordes passent sur la partie la plus excentrique des deux poulies elliptiques; la première contraint le pied à monter, et la deuxième agit sur le genou en sens contraire, ce qui forme la double action tendant au redressement; après un demi-tour de la manivelle, il est encore évident que l'action sera à son *minimum* de tension.

Planche XIV.

Traitement d'une ankylose au genou droit; même appareil orthopédique
vu du côté gauche.

Fig. 1ʳᵉ. Cette vue rend le mécanisme encore plus facile
à concevoir que la précédente; et puisque les mêmes lettres
y désignent les mêmes pièces, toute explication ultérieure
deviendrait superflue et ne serait qu'un remplissage.

Nous ajouterons seulement que la fig. 3 présente le plateau P, sur lequel le malade pose le pied gauche.

La fig. 4 représente le coussin sur lequel le malade est
assis, et enfin la fig. 5, la chaîne d'engrenage sans fin V.

Planche XV.

Lit extenseur appliqué au redressement des pieds-bots, d'une main courbée
par la contraction musculaire, et à la déviation de la colonne vertébrale.

Si, dans la description des premières planches, nous
n'avions pas expliqué dans le plus grand détail les fonctions
de toutes les pièces qui composent cet appareil, il nous serait difficile de rendre cette figure intelligible, parce qu'elle
est présentée sous un point de vue défavorable, mais le seul
propre à mettre en évidence le croisement de toutes les
cordes de tension.

Pour atteindre notre but, et faire concevoir les effets
compliqués de cet appareil; nous en avons désigné toutes
les pièces par les lettres indicatives des planches I et II.

Ainsi A représente l'arbre horizontal destiné à élever ou
à abaisser le cadre du lit C par le moyen des lanières B et B,
attachées, d'une part, aux crochets xx (pl. III), et, de
l'autre, aux boucles fixées au cadre C; l'arbre est retenu par
le cliquet monté sur la platine x, et engagé dans les dents
du rochet, pl. III, fig. 5 et 6.

D est la coulisse pratiquée dans une portion de cercle,
tracé des points d et d, centre de mouvement du cadre c.
C'est dans cette coulisse qu'est retenue la tige fixée au
casque, et qui porte un ressort à boudin, comprimée par la
corde d'extension.

13 présente la boîte en portion de cercle, attachée exté-

rieurement au dossier, pour recouvrir l'ouverture destinée au passage de la tige du casque, revêtue de son ressort à boudin. Cette boîte est vue, sous le même numéro, pl. III.

Les courroies J et J, appendice des courroies de la ceinture H, auxquelles elles sont attachées par un arc en acier et un porte-mousqueton, sont fixées aux cordes qui passent sur deux poulies c et c attachées au dossier; ces cordes sont tendues par les crochets des tubes placés aux deux extrémités de la traverse K, pl. I et II.

Les courroies n et n dépendent aussi de la ceinture H, et servent à fixer le malade au bois de lit.

La corde de tension fixée extérieurement au bas du dossier, et passant sur la roue elliptique et la poulie e, se rattache au milieu de la traverse K, à laquelle est suspendu un troisième tube, dont le crochet tient à deux cordes qui descendent perpendiculairement et passent ensuite sur deux poulies 8 et 8 fixées parallèlement au dossier. Ces cordes s'étendent à droite et à gauche jusqu'aux poulies 5 et 6, perpendiculaires au dossier, et remontent parallèlement jusqu'aux poulies 3 et 4, d'où elles forment un nœud 9 et 9 avec les deux appendices fixés aux genouillères du malade, et redescendent, suivant les directions 1 et 2, jusqu'aux courroies attachées aux pieds-bots.

La corde, vue à gauche de la figure, parallèlement au bois de lit, forme un embranchement au point 7, pour aller se fixer à la main du malade.

Les lettres SSS représentent les trois supports en cuivre dans lesquels tourne le grand arbre horizontal L.

M représente le support mobile attaché au bois du lit, et renfermant une roue dentée portée par l'arbre de la manivelle *h*; cette roue, au moyen de la chaîne d'engrenage de Vaucanson *o o*, communique le mouvement à la grande roue *N*; et celle-ci entraînant la poulie elliptique *Q*, on conçoit que les tensions croissante, décroissante et intermittente se font simultanément sur les pieds, les genoux, la main et le bassin du malade.

Planche XVI.

Première machine d'extension, telle qu'elle a été présentée à l'Académie
Royale de Médecine.

Toutes les pièces constitutives de cette machine sont
indiquées par les lettres employées dans les deux premières
planches, auxquelles nous renvoyons. La seule différence
qui existe dans celle-ci consiste dans le moteur, qui, au lieu
de la main agissant sur la manivelle m, est un tourne-
broche ordinaire M fixé au mur par les supports $S\,S$.

Une roue dentée N, placée sur le pivot prolongé de l'axe
de la deuxième roue du tourne-broche, reçoit une chaîne
d'engrenage $C\,C$, qui vient embrasser la roue L, fixée sur
l'arbre horizontal qui porte la poulie elliptipue.

Par l'action du poids P, le tourne-broche communique
un mouvement uniforme que l'on ne peut pas se flatter de
conserver à la main, agissant par la manivelle m.

L'on conçoit facilement qu'avec un tourne-broche d'une
grande dimension, mu par un poids proportionné à sa
force, l'on peut, par le moyen de plusieurs roues semblables
à la roue N, fixées sur le même arbre et avec un même
nombre de chaînes d'engrenage, imprimer une vitesse uniforme à plusieurs machines orthopédiques dont le synchronisme des révolutions serait invariable.

Planche XVII.

Description succincte de différentes béquilles.

Fig. 1re. Béquille entièrement assemblée.

Fig. 2. Développement des pièces qui la composent; *aa*, courbe en bois, revêtue de maroquin; *bb*, les trous dans lesquels se montent les bouts arrondis des deux branches *cc*; *d*, traverse d'assemblage; *f*, les deux branches aplaties intérieurement, puis jointes ensemble et arrondies pour entrer dans le cylindre de cuivre *e*, percé dans toute sa longueur; *g*, partie qui se place dans la concavité du cylindre par le bout inférieur; 1, 2, 3, 4, 5 et 6, petits cylindres massifs de différentes longueurs, que l'on introduit dans le tube *e*, pour allonger ou raccourcir à volonté la béquille; *r*, vis de pression pour assujétir la pièce *g*; *h*, morceau de gomme élastique placé à l'extrémité de la pièce *g*, arrêtée avec les pièces *i*, *k* et *l*.

Fig. 3. Fauteuil de repos; 1, coussin; 2 et 2, les béquillons introduits dans les tubes 3 et 3, assemblés à charnière sur le plateau *p*, que l'on voit au-dessous du coussin.

4, 5, 6 et 7, fig. 3, sont les pièces détachées composant le fauteuil.

Fig. 4. *a*, tube en cuivre dans lequel la pièce *b*, terminée par une rotule, se monte à vis; *c*, support de la rotule; *d*, vue du tube *a* séparé de la vis *b*; *e*, la pièce *c*, vue sur son épaisseur, que traverse une vis de rappel à tête striée, pour avoir la facilité d'étendre ou de resserrer l'intervalle des deux béquillons.

Planche XVIII.

Exemple de pieds-bots, avec ou sans complications de difformités des autres
parties du membre inférieur; appareils employés pour leur redressement,
et dont l'explication vient après.

Fig. 1, 2 et 3. Pied-bot en dedans, sans complication, vu
sous ses différentes faces.

Fig. 6. Le même membre guéri au moyen de l'appareil
représenté fig. 7 et 8.

Fig. 5. Pied-bot en dedans, des deux côtés, avec diverses
déformations des extrémités inférieures; déjettement du
genou gauche en dedans, avec écartement de la jambe;
rotation des membres en dedans; arcure légère des os de la
jambe droite.

Fig. 4. Profil du brodequin vu intérieurement; *a a*, genouillère portant fixément la plaque circulaire *b*, dans laquelle est taraudée une vis à portée, servant à attacher la
lame d'acier *c* 1, en lui permettant de se mouvoir de gauche
à droite et de droite à gauche, parallèlement au plan de la
figure, et verticalement, dans les limites d'une ouverture
longitudinale pratiquée à la partie supérieure du *tuteur* en
b; d, partie d'acier faisant corps avec le *tuteur*, au moyen
d'un clou à rivet sur lequel il peut se mouvoir parallèlement

(1) En terme de jardinage, on appelle *tuteur* une forte perche qu'on met
en terre à côté d'un jeune arbre, à laquelle on l'attache pour le soutenir ou
pour le redresser. Nous emploierons ce terme dans cette acception, ne fût-ce
que pour la facilité d'exprimer la fonction de la pièce *c* par un seul mot.

au plan de la figure ; cette pièce forme charnière en *e*, et cette charnière porte un empatement renversé sous la semelle, où il est fixé par trois vis. Ainsi, par cette disposition, le tuteur peut encore s'élever et s'abaisser perpendiculairement au plan, et faire varier la force d'action destinée au redressement du pied ; *f*, ressort d'acier fixé derrière le talon ; ce ressort porte un crochet retenant les deux courroies *g g*, servant à rejeter l'extrémité du pied en dehors ; le bout de chacune de ces courroies se rattache aux boutons portés par une pièce d'acier fixée au bout de la semelle ; *h h*, ressort à charnière et courroie ; le ressort porte une plaque circulaire qui s'appuie sur le dessus du pied pour l'empêcher de tourner dans le brodequin ; la courroie *h*, au moyen de laquelle on règle la pression de la plaque, se rattache à un crochet fixé à l'extrémité du bord de la semelle ; *i*, courroie passant sur le *tuteur* et se rattachant au crochet du ressort formant bascule pour le redressement du pied. Le ressort est vu de profil (fig. 7, lettre *k*).

Fig. 7. Brodequin vu de face et chaussé.

a a, genouillère lacée ; *b*, plaque fixée sur la genouillère, s'appuyant sur la partie intérieure de la jambe, à l'articulation du genou ; c'est à ce point qu'est fixé le tuteur *c*, mobile sur une vis à portée, et formant articulation ; *d*, second point mobile du tuteur *c* dans sa partie inférieure ; *e*, charnière ; *g g*, courroies parallèles arrêtées au ressort *f* (fig. 4) ; *h*, ressort vu dans son action sur le dessus du pied ; *i*, courroie vue également dans son application et retenue par le crochet pratiqué au ressort *k*, formant levier ou bascule.

Fig. 8. Vue en plan de la semelle du brodequin.

1, 2 et 3, pièces d'acier occupant toute la longueur de la semelle; les pièces 1 et 2 sont assemblées par une charnière, vis-à-vis la coupure de la semelle, pour lui permettre un mouvement latéral; ces deux pièces ont de plus un mouvement horizontal sur une vis à portée *o;* les pièces 2 et 3 ont aussi un léger mouvement horizontal sur une rivure à frottement.

4, portion de charnière portant l'articulation de la branche verticale (ou tuteur); cette charnière est fixée par trois vis sur la semelle du brodequin.

3, empatement du ressort auquel viennent se rattacher les courroies *g g* (fig. 4 et 7).

5, charnière du ressort *h* (fig. 7), qui porte un bouton opposé; cette charnière est fixée à la semelle par les vis 6 et 7.

8, pièce d'acier attachée par trois vis au bout de la semelle, et portant à chaque extrémité un bouton où se rattachent les courroies *g g* (fig. 4 et 7).

9, portion du ressort *K* (fig. 7), formant bascule, reçue dessous la pièce 2, formant gâche.

Planche XIX.

Distorsion et arcure des membres inférieurs.

Fig. 1re. Cambrure très forte des extrémités inférieures, en dedans, affectant les deux membres, plus marquée à droite, à la partie supérieure du fémur, qu'à la progression ayant lieu sur le bord externe des pieds. *Voyez* l'observation page 279, IIe vol.

Fig. 2. Le même sujet, avec le premier appareil mécanique.

A a, ceinture de cuir sur laquelle est monté un cercle d'acier *B*, fermé à coulisse, du côté *a*, par une vis de pression ; ce cercle est destiné à supporter la branche d'acier *c c*, placée extérieurement.

d d, sont deux courroies servant à fixer la ceinture.

E e, petite pièce d'acier, ceintrée en dehors, et fixée sur le cercle d'acier de la ceinture ; cette pièce sert de point d'appui à la branche d'acier *c c*, qui est mobile au point *e*, et y forme articulation sur une vis à portée.

F, plaque ovale, d'acier, appuyant sur le haut de la cuisse, et fixée à la branche d'acier *c c*.

G, deuxième plaque, avec une vis de pression *g*, taraudée dans la branche *cc*, et, de plus, soutenue par quatre courroies dépendant d'une pièce de cuir *H*, laquelle est montée sur une des branches intérieures d'acier, masquée par la position de la jambe droite, et que l'on voit fig. 3.

h, demi-cercle d'acier garni d'un ressort à boudin, et soutenant l'articulation 2.

i i, pièce formant étrier, placée entre deux semelles, et supportant, intérieurement et extérieurement, les branches verticales d'acier *c c*, 33 ; ces étriers servent aussi à former des mouvemens ou articulations 4, 4 ; les branches intérieures d'acier sont garnies de boutons pour arrêter les courroies *M L* (fig. 2 et 3).

K, pièce en cuir montée sur deux branches intérieures, et dont un côté se développe à charnière ; l'autre est fixée solidement, s'appuyant sur les cuisses devant et derrière, et s'accrochant, par des courroies, à la plaque *G* ; les pièces en cuir sont montées sur ressort, et servent à maintenir les branches intérieures d'acier dans la ligne droite.

L L, courroies qui servent à la tension et s'accrochent aux boutons de la branche intérieure d'acier ; 3, brisure, ou articulation de cette branche à la hauteur du genou.

M M, larges courroies embrassant toute la partie courbée des jambes, et faisant pression sur cette partie de la difformité.

1, 2, espèces de jarretières faites et fixées de même que les pièces *G* et *K*.

Fig. 3. Second appareil, sur le même sujet.

Cet appareil n'est composé que des branches intérieures d'acier, assemblées par un anneau passant dans les trous pratiqués aux extrémités supérieures des branches.

Les autres accessoires sont désignés par les lettres ou chiffres employés dans la fig. 2.

Planche XX.

Lit extenseur oscillatoire appliqué au traitement des difformités représentées pl. XIX, fig. 1, 2 et 3.

A A, fond sanglé sur lequel repose la partie postérieure et l'extrémité des jambes.

B B, coussins ou oreillers.

C C, plateaux montés sur galets (roulettes), supportant les jambes

1, 2, 3 et 4, courbes d'acier, garnies de coussins, s'abaissant sur le dessus des jambes et s'appuyant sur les côtés.

5, 6, 7, etc., supports à coulisse recevant les pitons des courbes 1, 2, 3, etc., et sur-lesquels ces courbes sont fixées par un écrou à oreilles.

DD, ressort d'acier monté sur un des plateaux *C,* et portant une plaque ovale *E,* qui appuie sur le haut de la cuisse au moyen d'une vis de pression.

F F, talonnières en cuir formées par trois courroies, et destinées à recevoir les pieds.

G, tube renfermant un ressort à boudin supporté par deux plaques fixées aux talonnières pour maintenir l'écartement des pieds.

H, autre ressort qui s'oppose à l'abaissement des pieds.

8 et 9, espèces de genouillères en cuir, fixées par des boucles, et destinées à maintenir les genoux.

K, bascule portant trois tubes munis chacun d'un ressort à boudin.

III.   16

L L, tubes des extrémités, soutenant une corde passant sur les poulies *m m* (dont une est montée en dedans du lit), et correspondant, par une *bifurcation* [1], aux deux poulies *n*.

La corde, sortant des poulies *n*, passe sur les plateaux *C*, puis est enfin fixée à ces plateaux aux points ＊＊＊; l'action de ces cordes tend à rapprocher les plateaux et à égaliser la pression sur la courbure de la difformité.

P, courroies prenant une boucle tenant à un des côtés de la corde *bifurquée*, et égalisant la tension des plateaux *C C*.

Q, tube du milieu, soutenant une corde *bifurquée* passant par les poulies *r r r r*, et destinée à la tension des pieds.

S, courroie fixée à la talonnière, et prenant la boucle arrêtée à la corde du tube *Q*.

f, corde soutenant la traverse ou bascule *K*, et passant sur la poulie *e* pour arriver à la partie elliptique fixée sur l'axe de la roue *N*; cette roue engrenne dans la chaîne à la Vaucanson *O O*, qui embrasse un pignon, mis en cage dans le plateau *M*, est mu par la manivelle *h*, que le malade fait agir lui-même pour se communiquer le mouvement oscillatoire.

---

(1) Ce terme est inusité, mais nous l'employons pour la facilité d'exprimer par un seul mot la division de la corde en deux branches.

Planche XXI.

Exercices gymnastiques de l'établissement d'orthopédie oscillatoire.

Cette planche représente divers exercices, au moyen desquels les muscles des extrémités supérieures et du dos sont en action, et la colonne vertébrale est tendue par le poids des extrémités inférieures. Une échelle en bois, une en corde, des cordes à nœuds ou unies, sont employées pour assurer le mouvement d'ascension au moyen des membres supérieurs seulement, ce qui établit différens degrés de difficultés.

Les fig. 6 et 7 représentent des chevalets, les uns horizontaux, les autres inclinés, servant à la progression sur les mains, le corps étant suspendu, et à divers autres exercices plus ou moins difficiles et compliqués.

Planche XXII.

Squelette d'un sujet adulte rachitique, offrant une déviation considérable de la colonne vertébrale dans les régions dorsale et lombaire, avec déformation des os du bassin, courbure très prononcée des fémurs en dedans, courbure et distorsion des os des jambes.

Planche XXIII.

Squelette d'enfant rachitique, sur lequel on remarque, outre diverses déformations produites par le ramollissement de la substance osseuse, des fractures occasionnées par la friabilité de ces organes.

Planche XXIV.

Gibbosité dorsale produite par le ramollissement des os, avec raccourcissement de la poitrine, aplatissement transversal de cette cavité par suite du redressement des côtes, saillie antérieure de la colonne lombaire, déformation du bassin.

Les Planches XXV, XXVI, XXVII, XXVIII, XXIX, XXX, XXXI, XXXII, XXXIII, XXXIV, XXXV,

Offrent plusieurs modèles de déviations rachidiennes variées, à différens degrés, avant, pendant et après le traitement ; on peut suivre sur la plupart d'entre elles les progrès du redressement.

FIN DE LA TROISIÈME ET DERNIÈRE PARTIE.

TABLE DES MATIÈRES

CONTENUES

DANS LES TROIS PARTIES DE CET OUVRAGE.

PREMIÈRE PARTIE.

DEUXIÈME PARTIE.

TROISIÈME PARTIE.

EXPLICATION DES PLANCHES.

FIN DE LA TABLE DES MATIÈRES.

ERRATA.

PREMIÈRE PARTIE.

DEUXIÈME PARTIE.

TROISIÈME PARTIE.

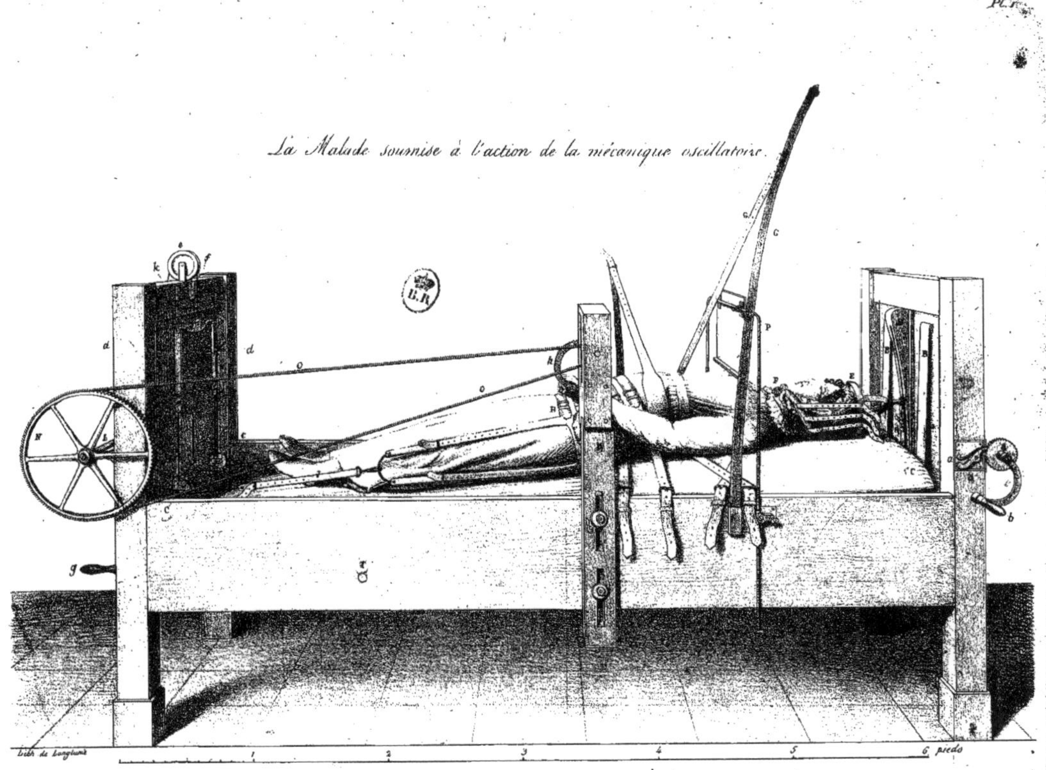

Pl. 1
La Malade soumise à l'action de la mécanique oscillatoire.
Lith. de Langlumé
1   2   3   4   5   6 pieds

Vue du lit extenseur en l'absence du malade.

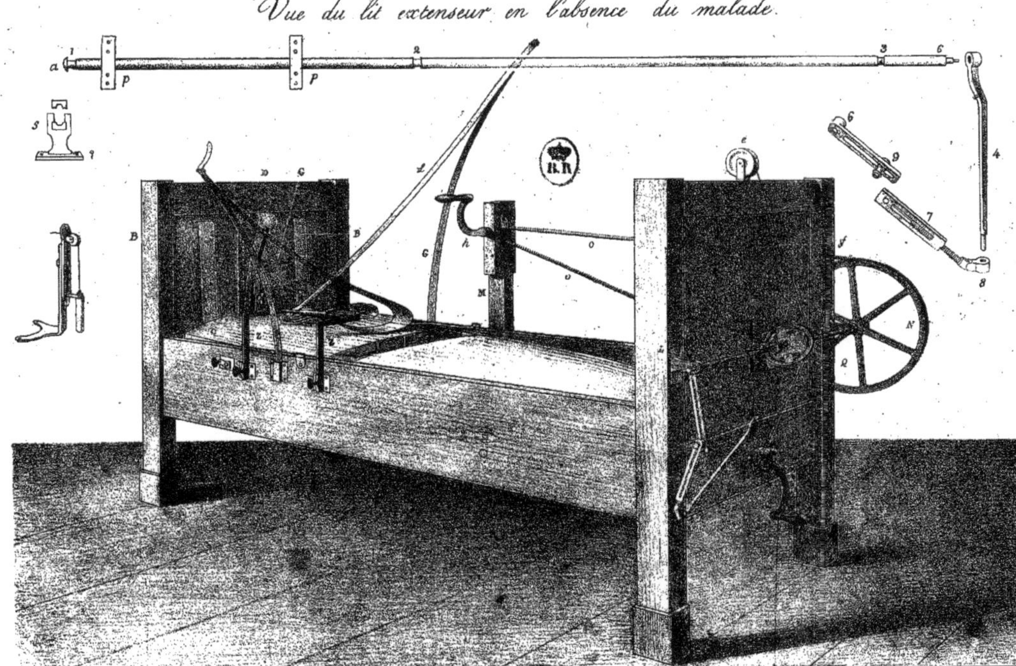

…eloppement de toutes les pièces qui constituent le mécanisme du lit extenteur décrit, *Pl. 1re*. Pl. 3.

Développement complet de la Roue elliptique.

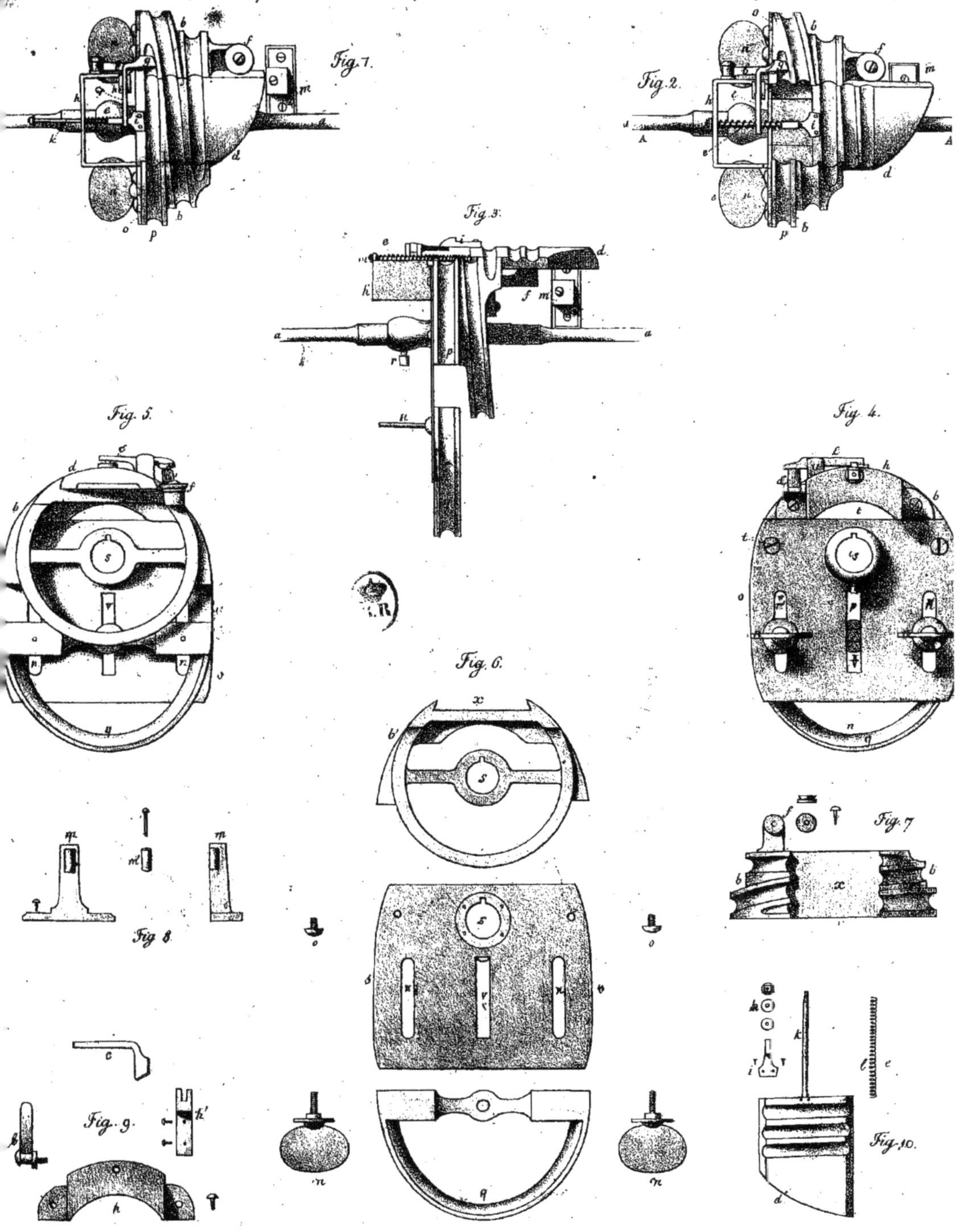

Fig. 1.

Fig. 2.

Fig. 3.

Fig. 5.

Fig. 4.

Fig. 6.

Fig. 8.

Fig. 7.

Fig. 9.

Fig. 10.

Vue du Lit adapté au traitement d'une fausse ankylose Coxo-femorale.

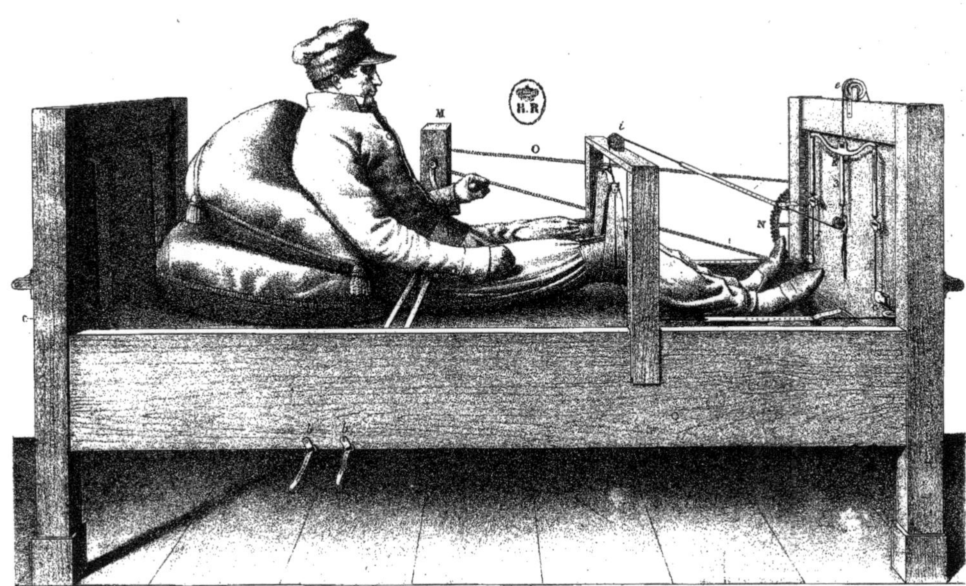

Lith. de Langlumé.

1.ᵉ Vue du Fauteuil extenseur, avec oscillations
latérales, dans le plan vertical, et synchronisme
d'oscillations horisontales, destiné au traitement
de la déviation de la Colonne vertebrale. La malade
placée dans la position verticale.

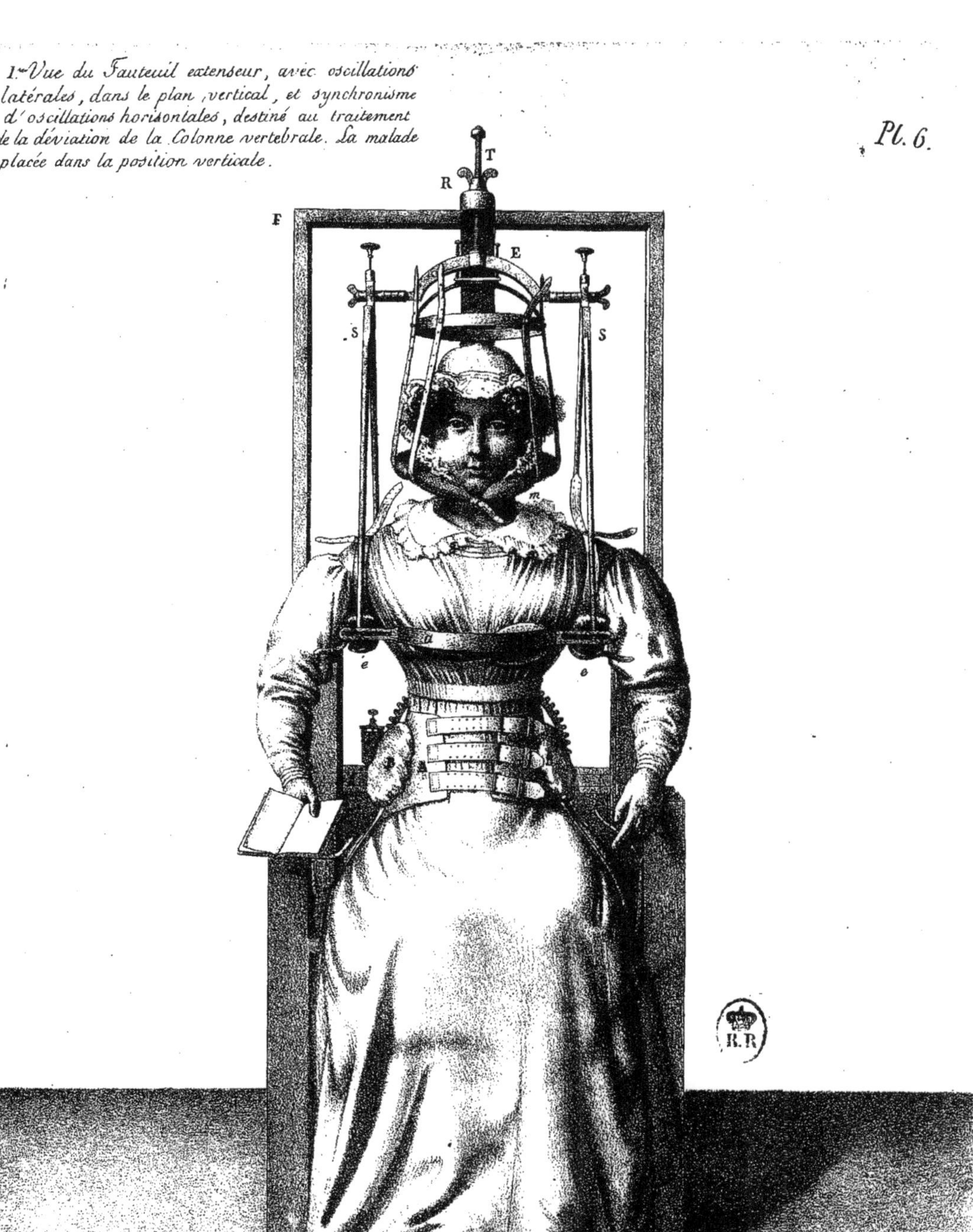

Pl. 6.
Litt. de Langlumé, rue de l'Abbaye, N.º 4

2.ᵉ Vue du Fauteuil extenseur, avec oscillations latérales dans le plan vertical, et synchronisme d'oscillations horisontales, destiné au traitement de la déviation de la colonne vertébrale, la malade placée dans la position verticale.

Pl. 7.

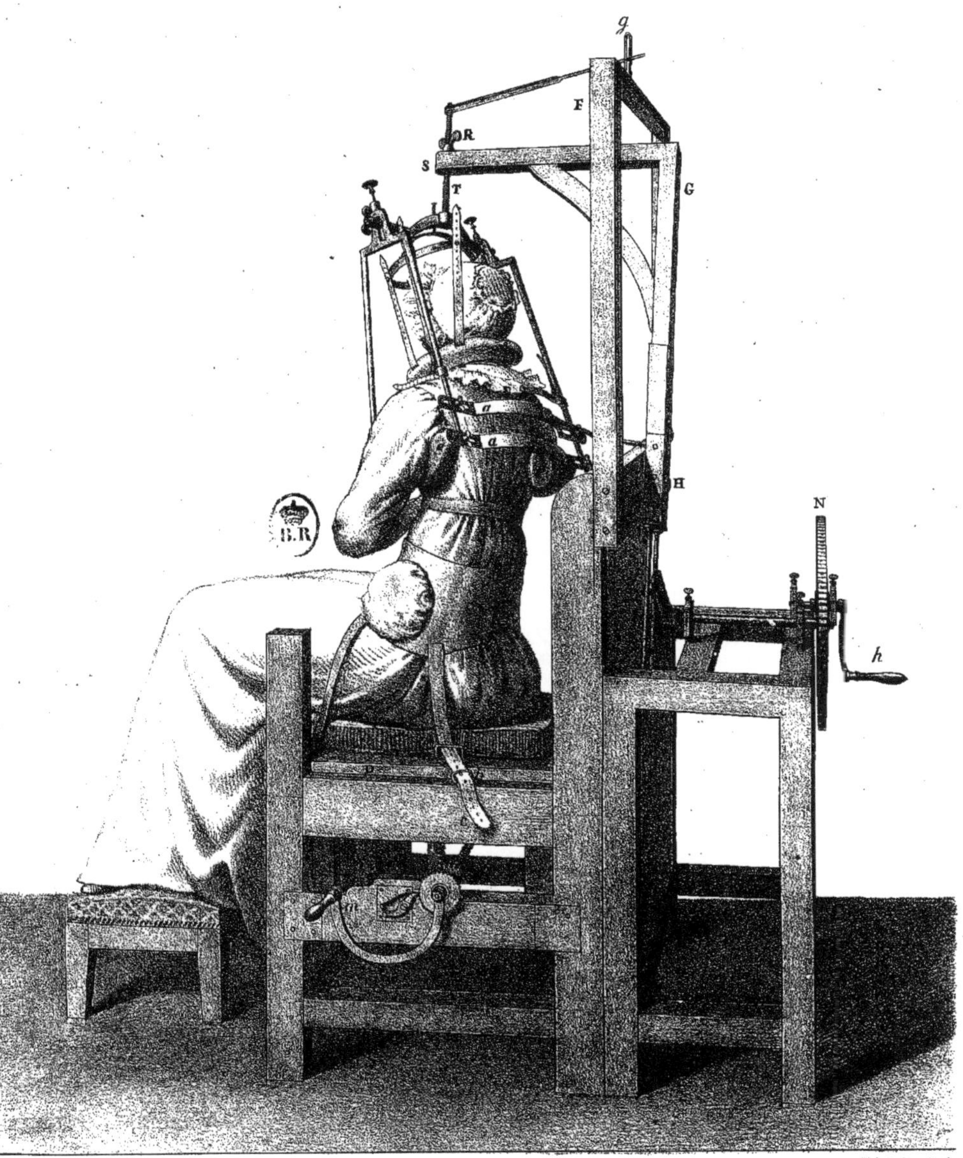

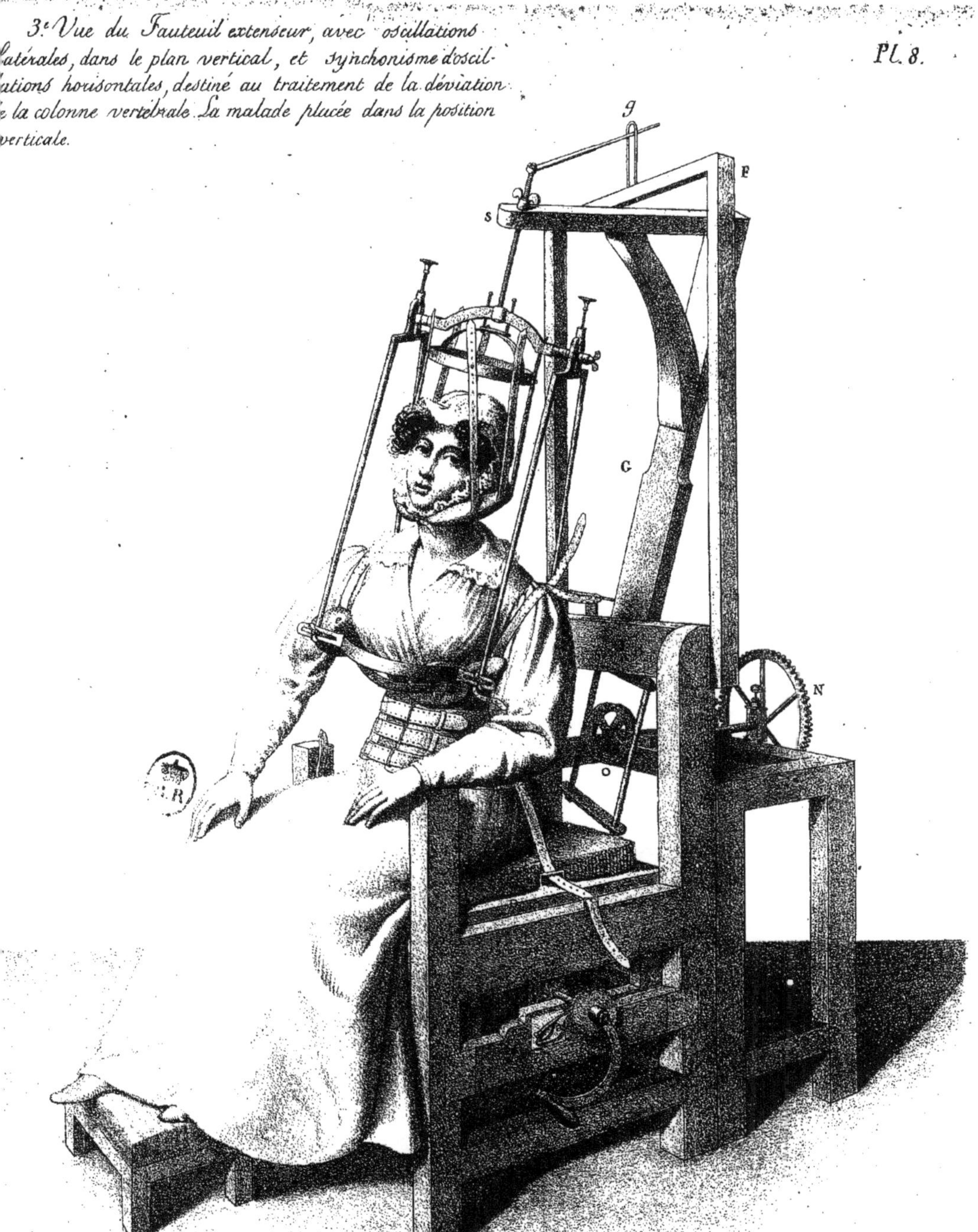

3.ᵉ Vue du Fauteuil extenseur, avec oscillations
latérales, dans le plan vertical, et synchonisme d'oscil-
ations horisontales, destiné au traitement de la déviation
de la colonne vertébrale. La malade placée dans la position
verticale.

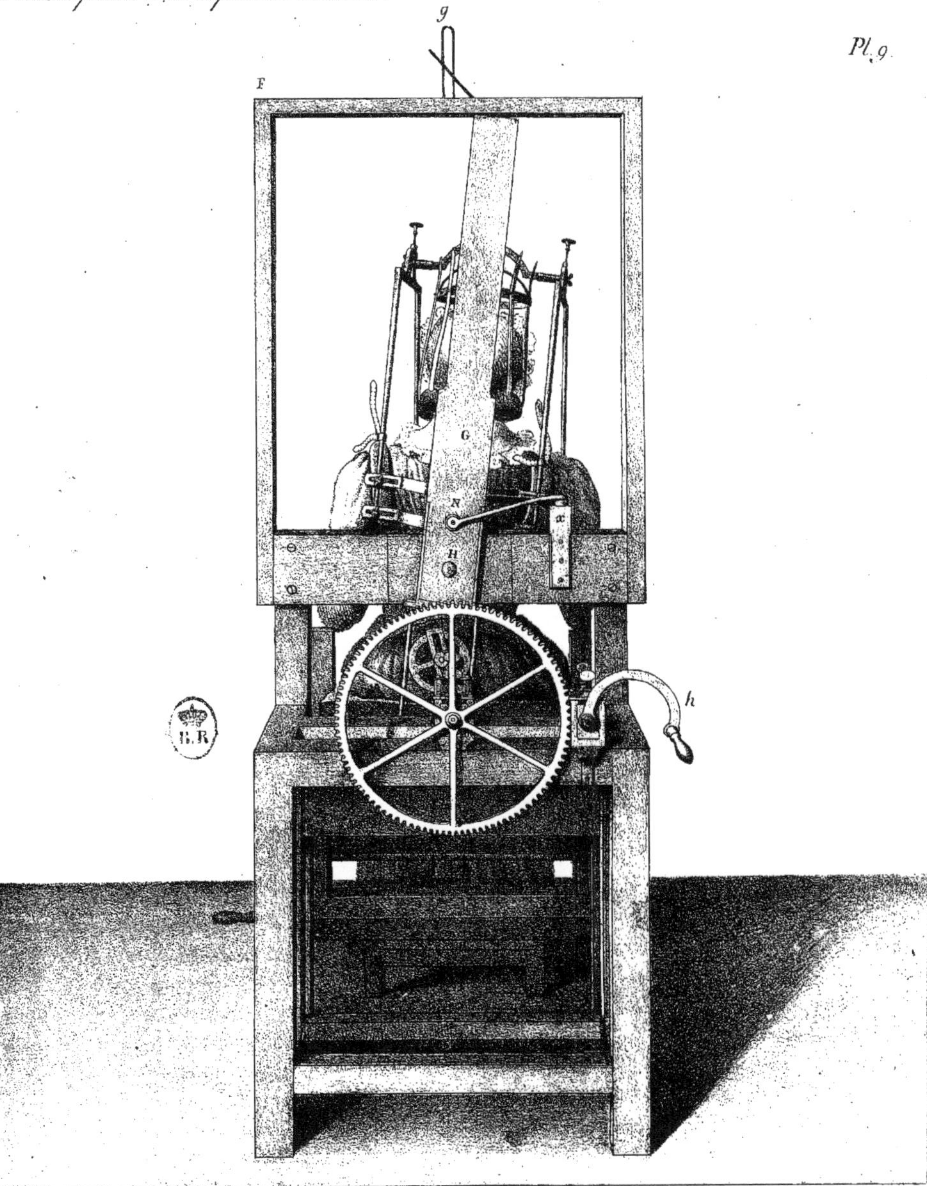

4.ᵉ Vue du Fauteuil extenseur, avec oscillations latérales, dans le plan vertical, et synchronisme d'oscillations horisontales, destiné au traitement de la déviation de la colonne vertébrale. La malade placée dans la position verticale.

Pl. 9.

Lith. de Langlumé, rue de l'Abbaye, N.4.

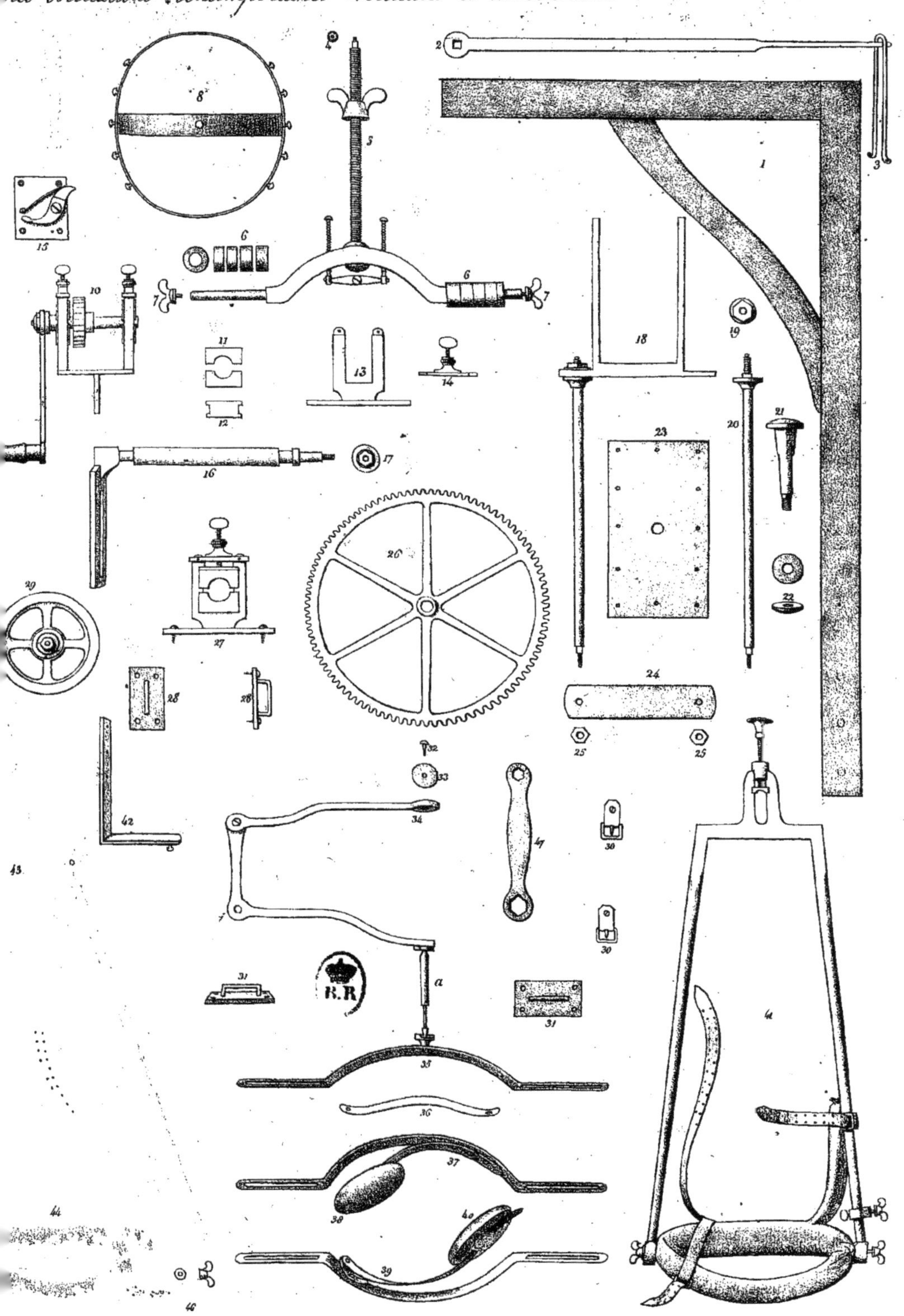
R.R
Lith. de Langlumé.

Fauteuil oscillatoire, destiné au traitement de la déviation de la colonne cervicale.

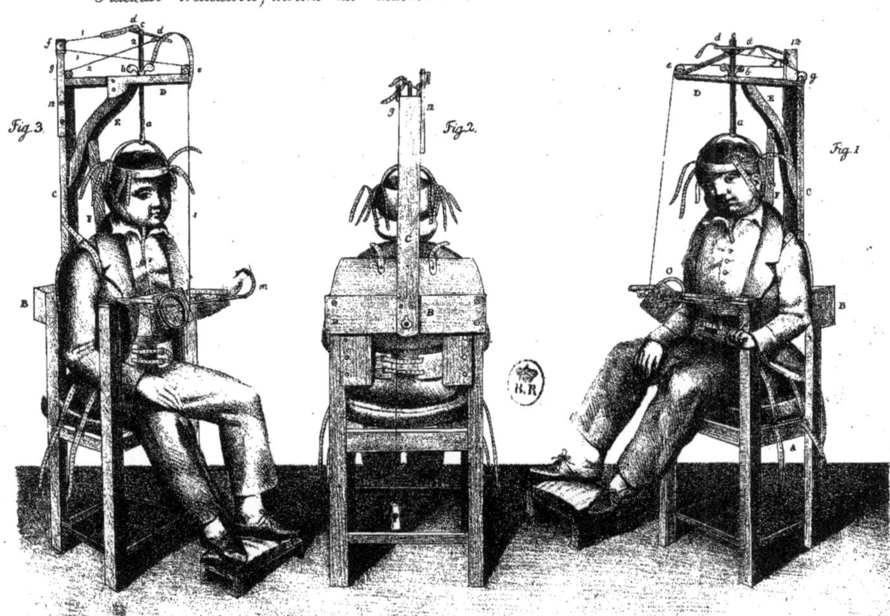

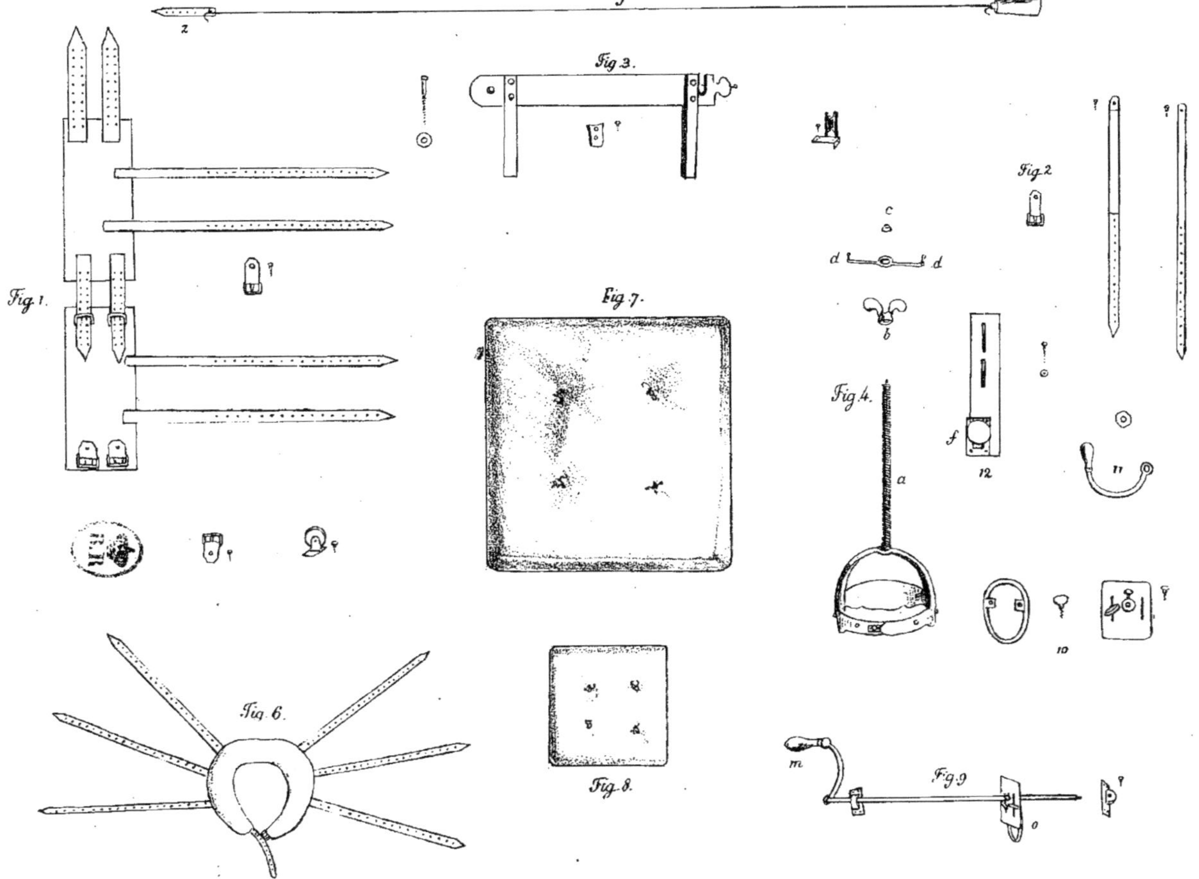

Fig. 1.
Fig. 2.
Fig. 3.
Fig. 4.
Fig. 6.
Fig. 7.
Fig. 8.
Fig. 9.
Lith de Langlumé.

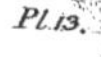

Fig. 4.
Fig. 2.
Fig. 3.
Fig. 1.
Fig. 7.
Fig. 5.
Fig. 6.
1.ere Vue du Fauteuil extenseur,
appliqué au traitement d'une
ankylose du genou droit.
Pl. 13.
B.R

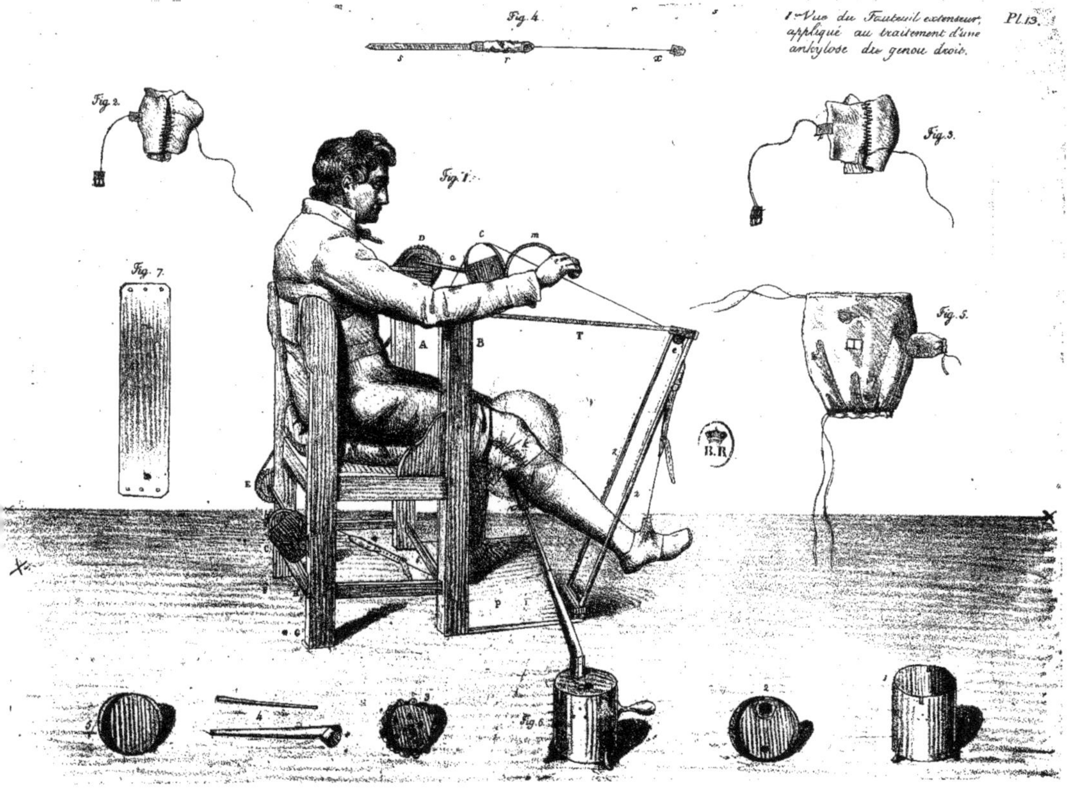

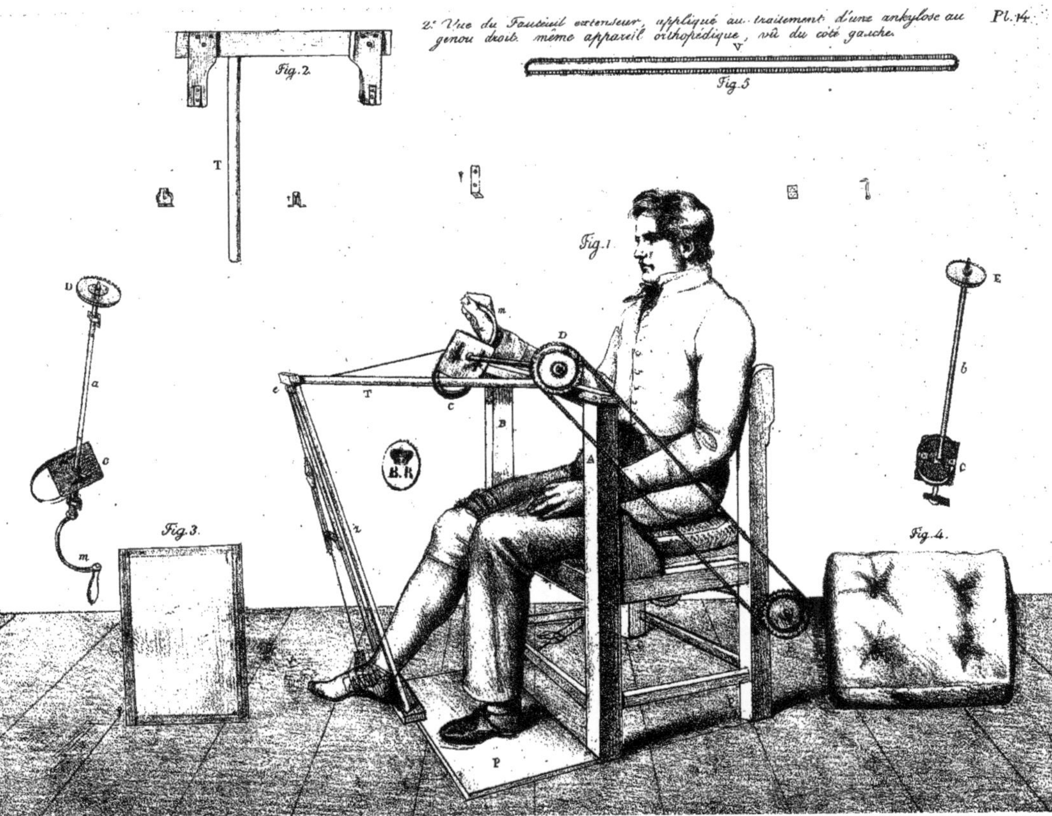

2.ᵉ Vue du Fauteuil extenseur, appliqué au traitement d'une ankylose au genou droit. même appareil orthopédique, vû du côté gauche.
Pl. 14.
Fig. 5
Fig. 2
Fig. 1
Fig. 3
Fig. 4

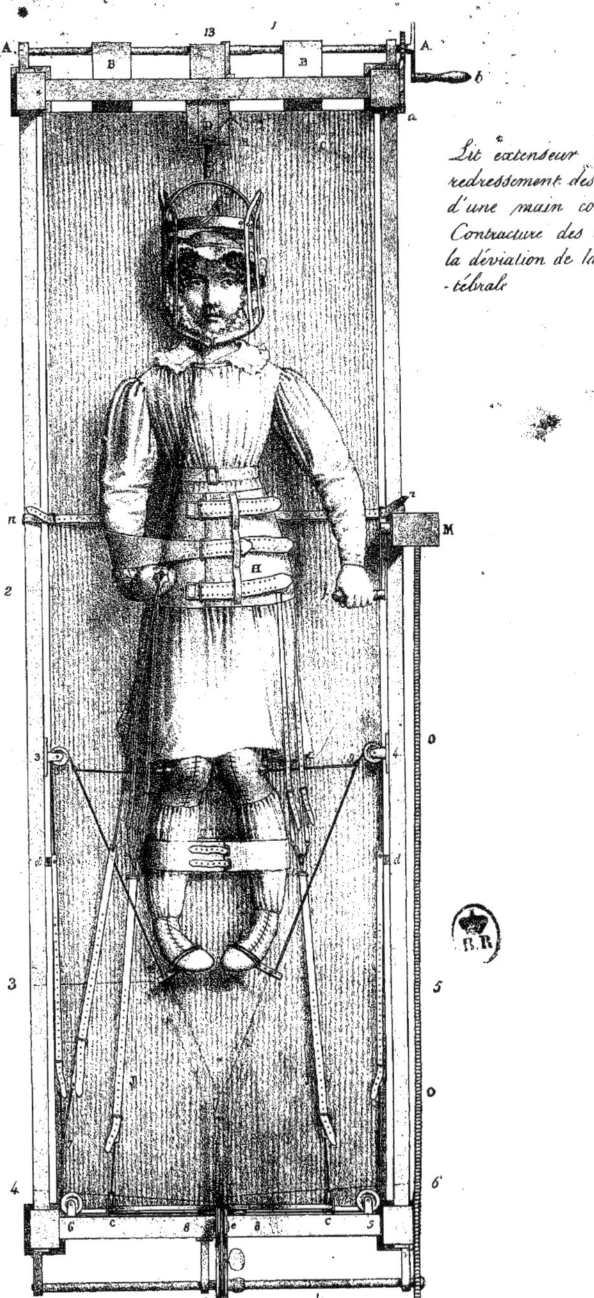

Pl. 15.

Lit extenseur appliqué au
redressement des pieds-bots et
d'une main courbée par la
Contracture des muscles et à
la déviation de la colonne ver-
-tébrale

Machine d'extension telle qu'elle a été présentée à l'Académie Royale de Médecine.

Machine d'extension telle qu'elle a été présentée à l'Académie Royale de Médecine.

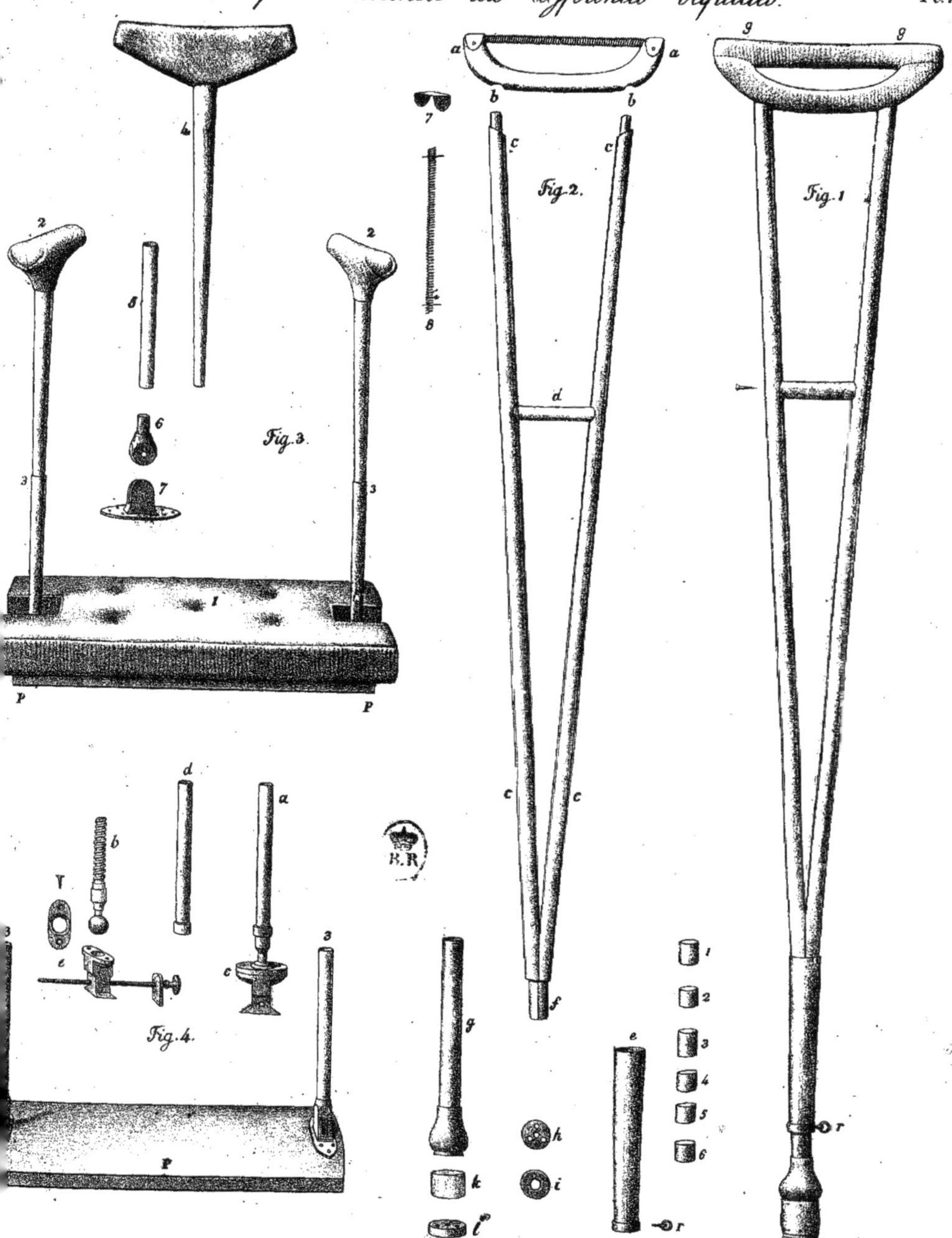
Fig. 1.
Fig. 2.
Fig. 3.
Fig. 4.
B. R.
Lith. de Langlumé

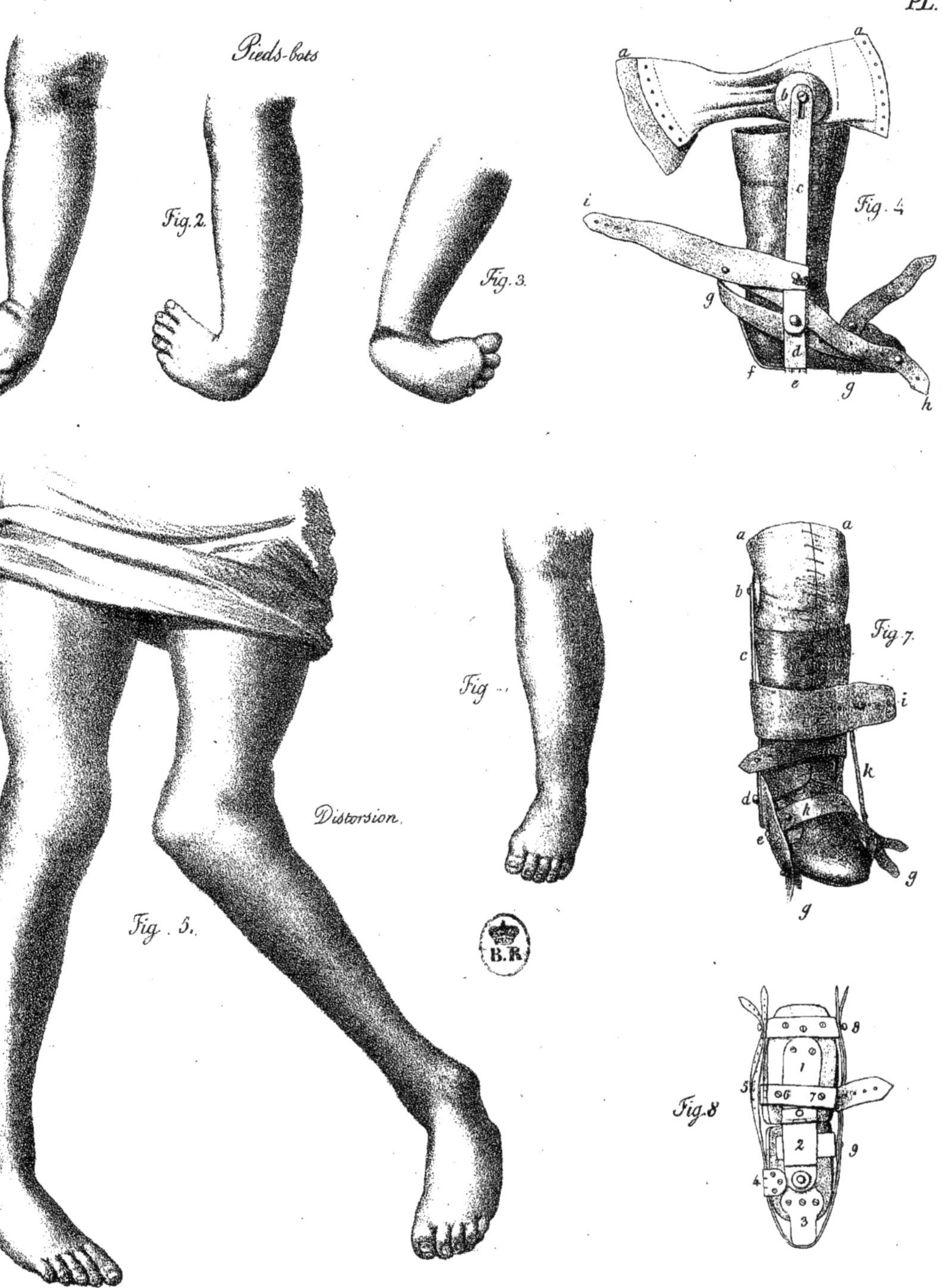

Différents exemples de vices de conformation des Pieds, des jambes et genoux qui ont été guéris par des Mécaniques oscillatoires.

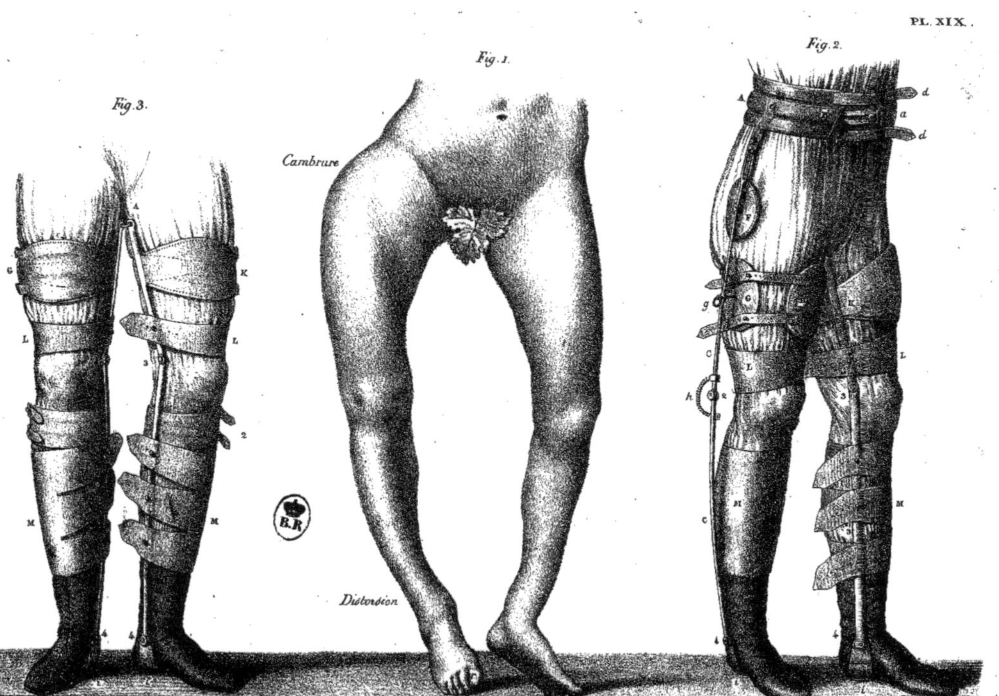

Courbure des os des membres inférieurs, et appareil destiné à leur redressement.

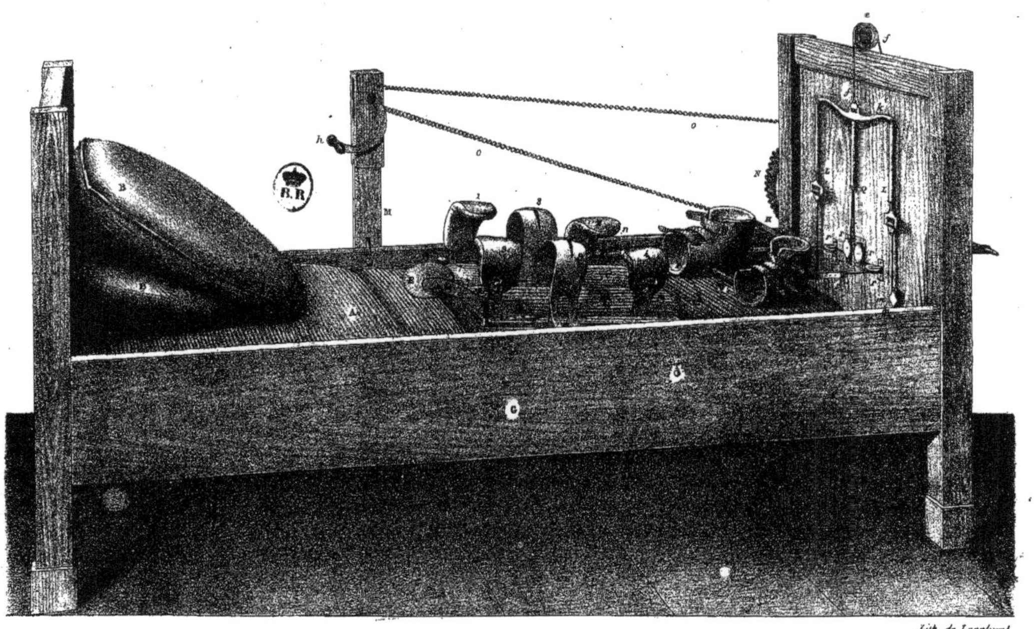

Lit destiné au redressement des courbures des os des membres inférieurs.

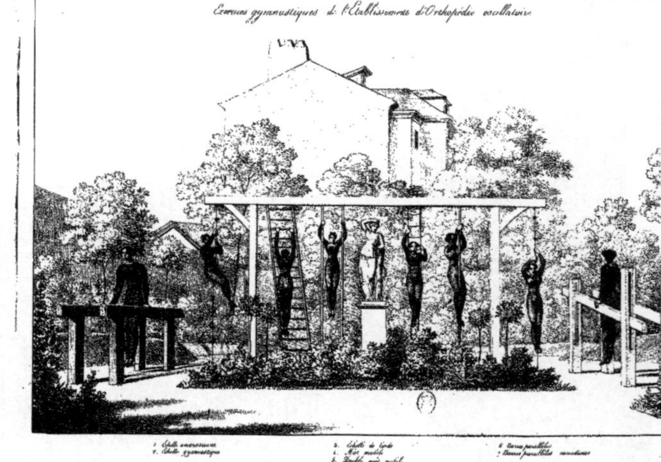

Exercices gymnastiques de l'Établissement d'Orthopédie oscillatoire
1. Échelle amoureuse
2. Échelle gymnastique
3. Échelle de corde
4. Mât mobile
5. Double mât mobil
6. Barres parallèles
7. Barres parallèles mouvantes

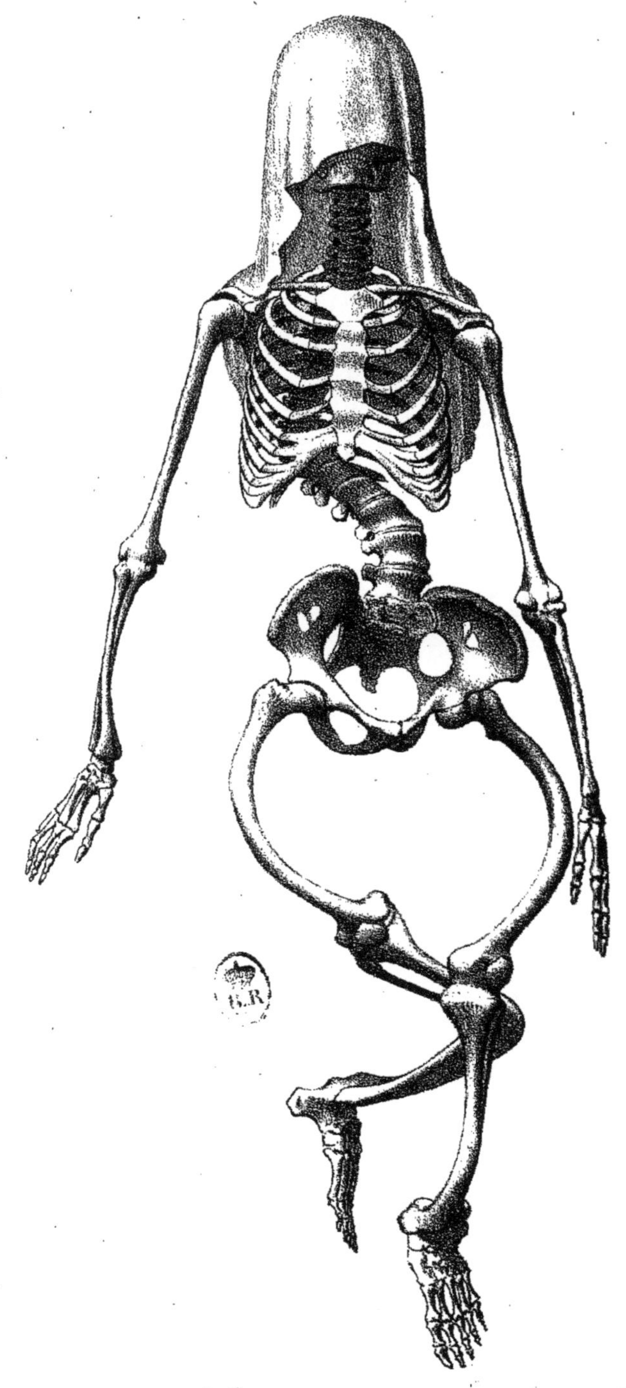

Squelette d'un Sujet adulte pour démontrer les courbures du Rachis des os du bassin et des membres produites par le vice rachitique.

Lith. de ...

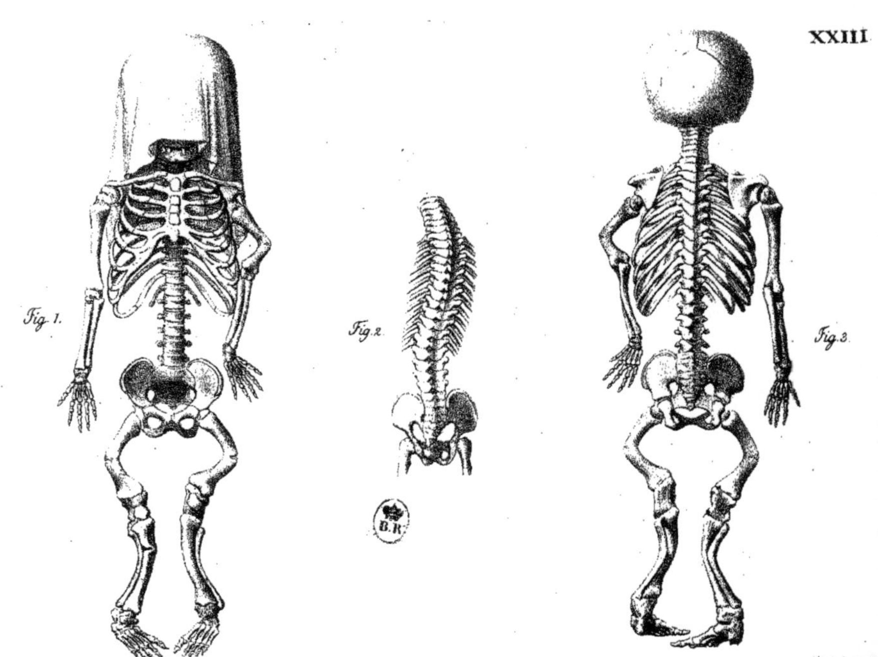

Squelettes d'Enfans rachitiques qui démontrent et des torsions diverses des os produites par le Rachitisme et des solutions de continuité incomplètes des os des membres produites aussi par le même vice.

11

Fig. 2.

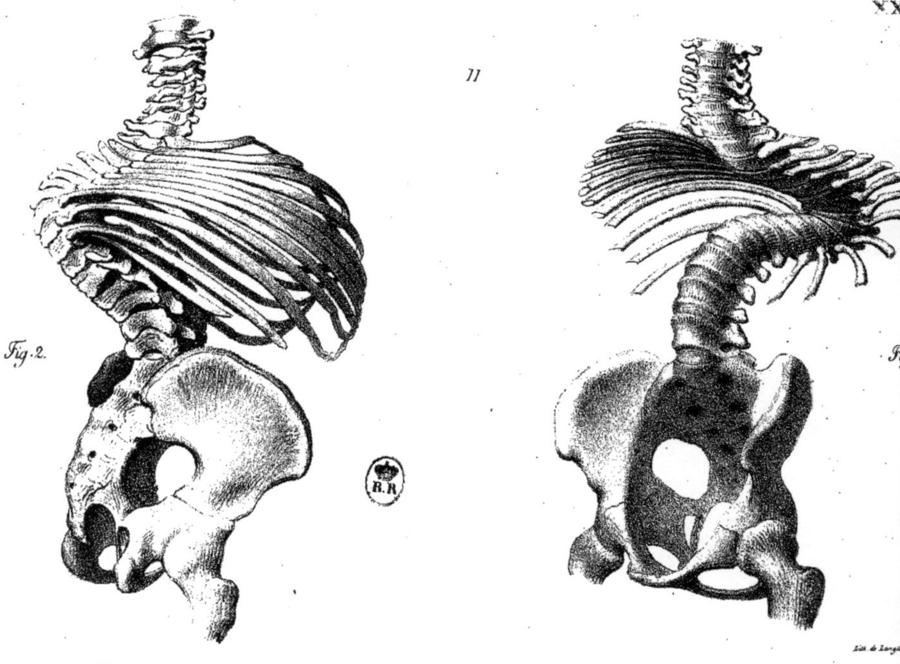

Partie de Squelette d'un jeune sujet Rachitique, sur laquelle on peut démontrer plusieurs altérations du Rachis des Côtes et du bassin, produites par le ramollissement rachitique des os.

Torsion latérale de la colonne vertébrale avec inclinaison du corps à gauche et courbure à droite.
État de la maladie lors de l'entrée de la malade dans l'Établissement d'orthopédie oscillatoire — sortie guérie après 14 mois de traitement.

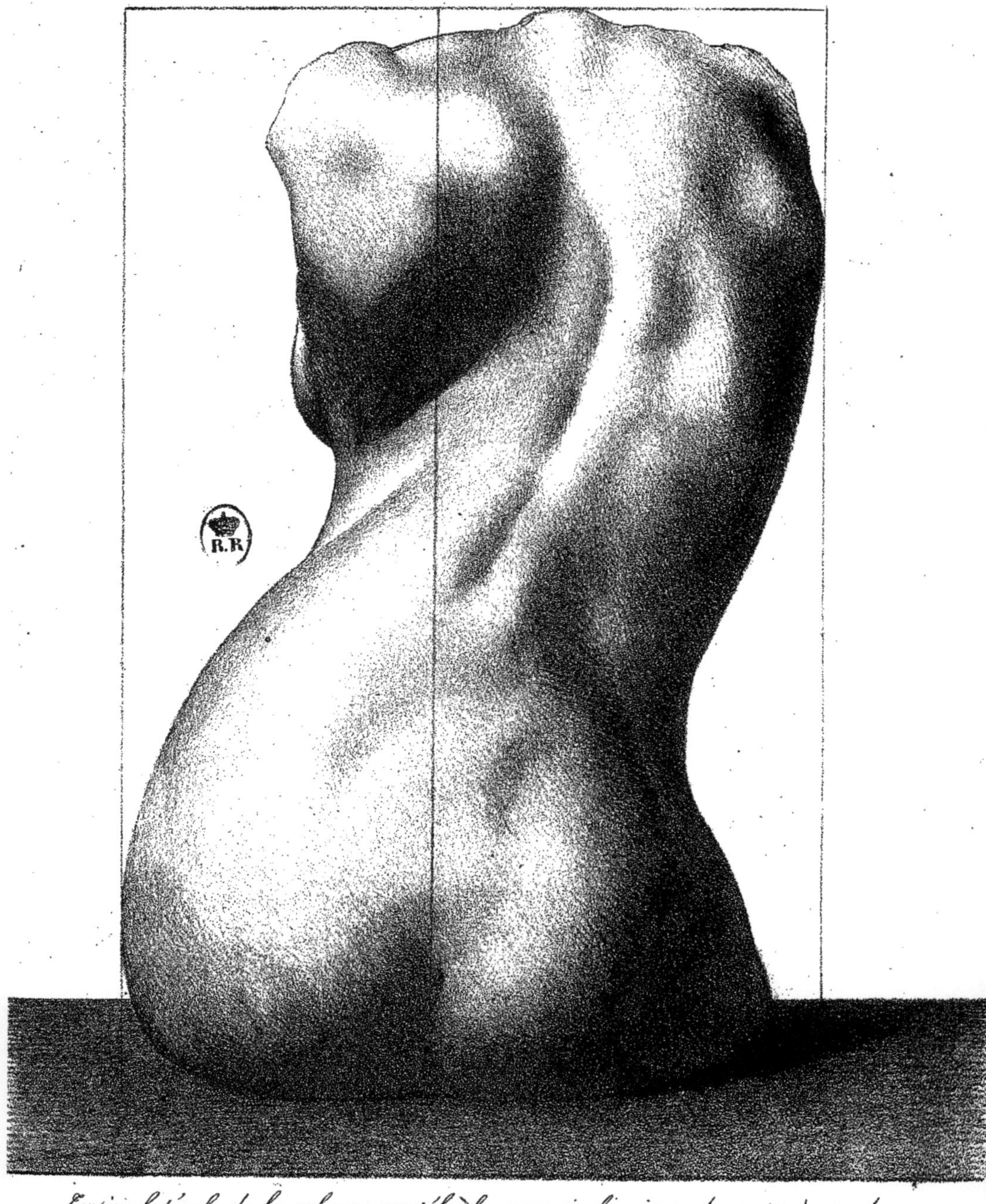

Torsion latérale de la colonne vertébrale avec inclinaison du corps à gauche
État de la maladie lors de l'entrée du malade dans l'établissement.
Sorti guéri après 14 mois de traitement.

Lith. de Langlumé

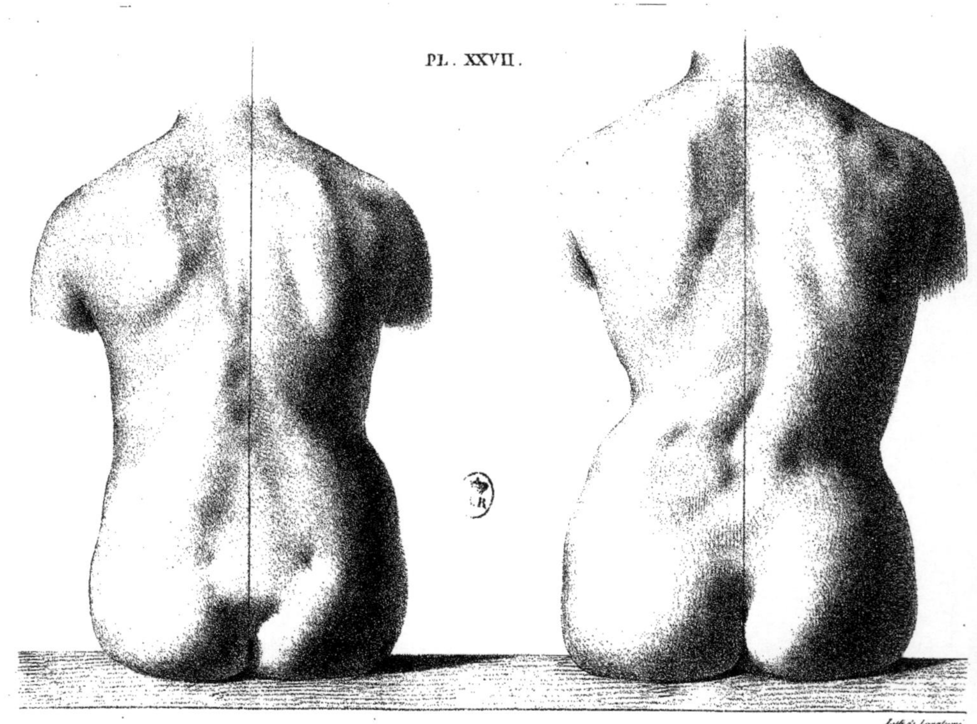

Deux torses de jeunes Gens sortis guéris de l'Établissement après 5 et 6 mois de traitement orthopédique oscillatoire.

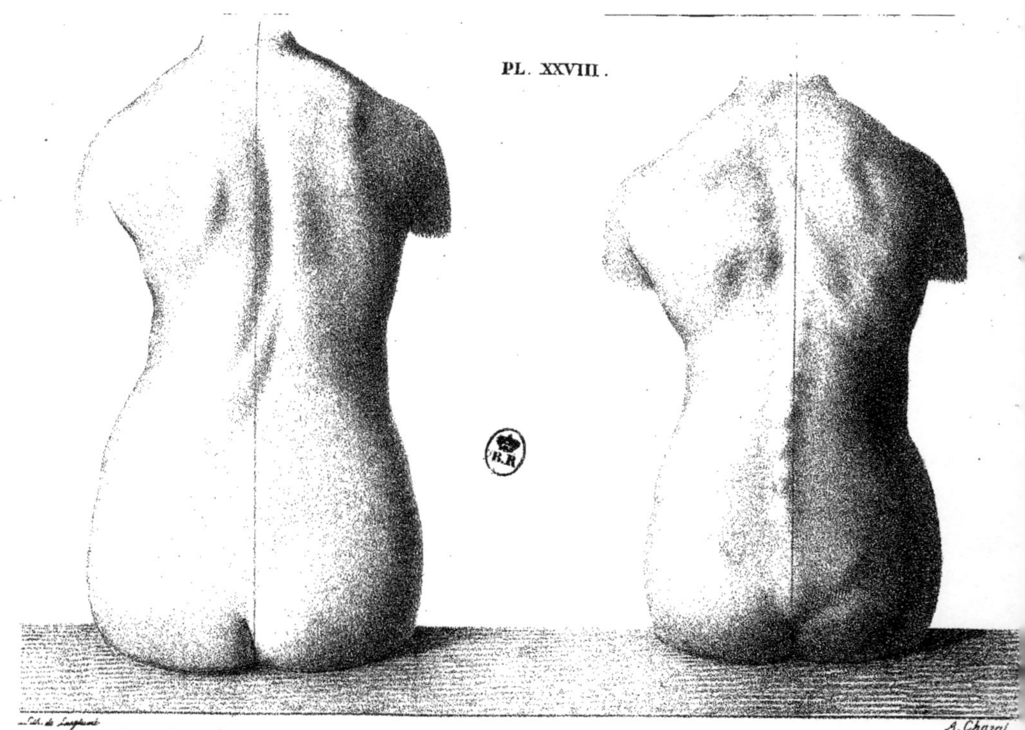

Torsion latérale de la colonne vertébrale chez deux demoiselles dans laquelle la concavité de la courbure était à gauche et la convexité à droite. Guérison complète après 8 mois de traitement oscillatoire.

Lith. de Langlumé

A. Chazal.

Fig. 1.

Fig. 2.

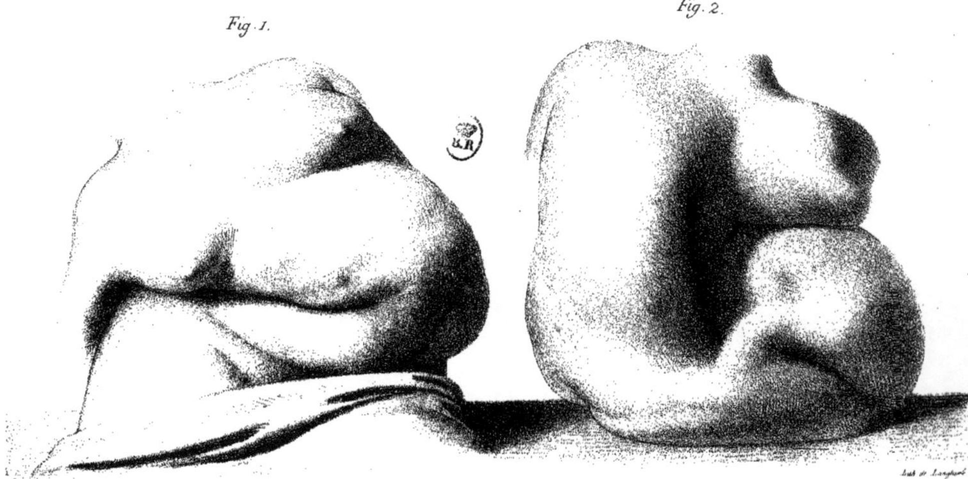

Torsion de la Colonne Rachidienne dans laquelle l'inflexion du corps à droite était portée au plus haut dégré chez une demoiselle.

Fig. 1. Le Corps vu par devant

Fig. 2. Le corps ... par derrière.

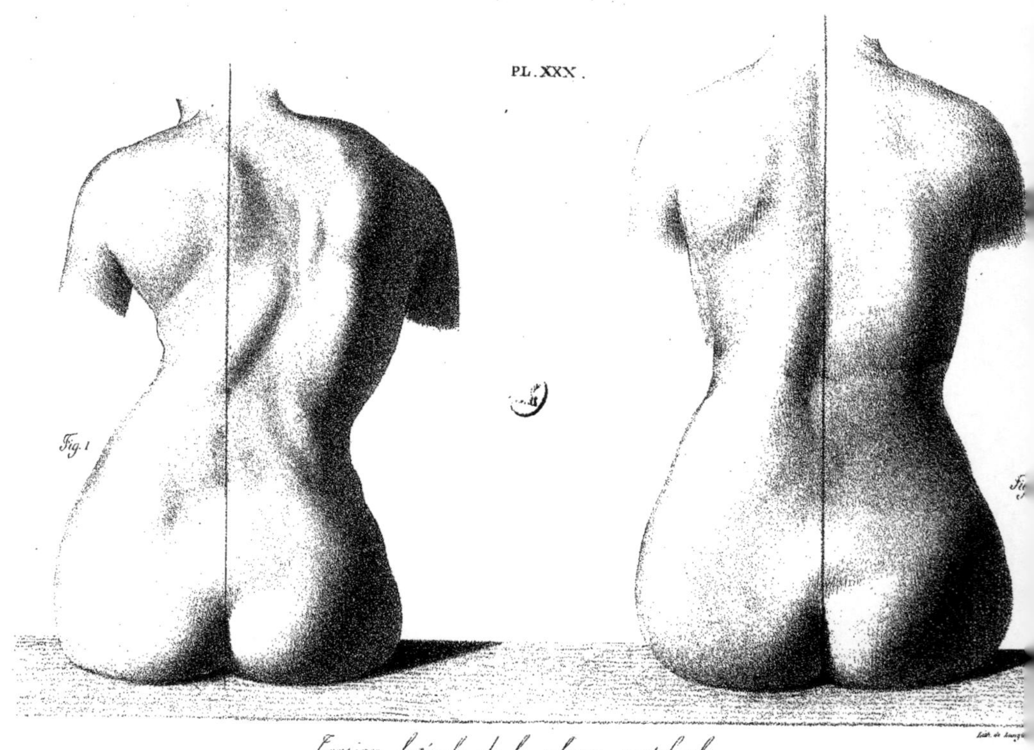

Torsion latérale de la colonne vertébrale.

Fig. 1. État de l'échine avant le traitement

Fig. 2. État de la colonne pendant le traitement.

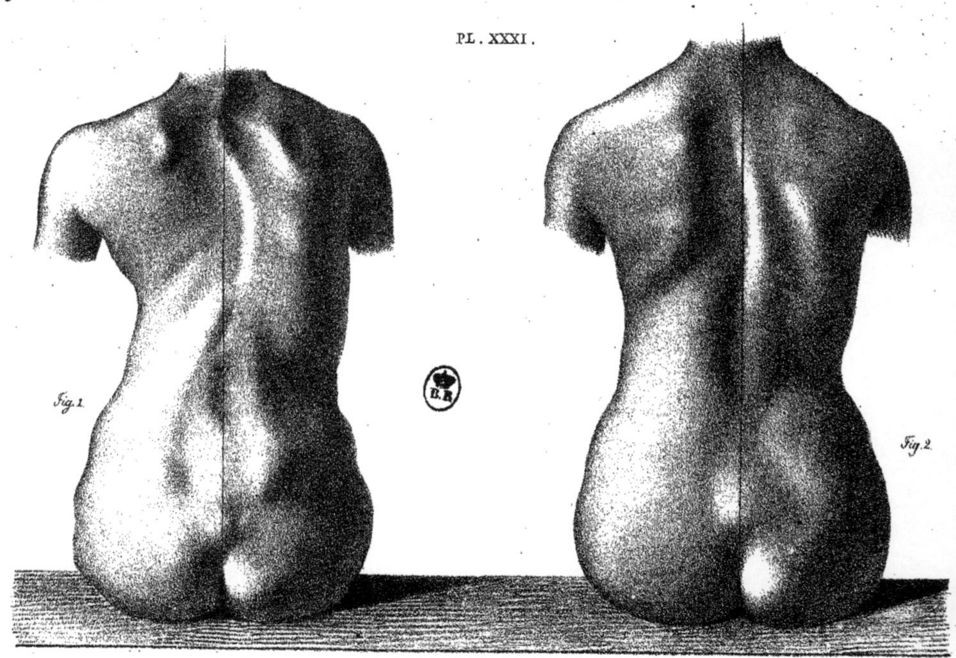

Torsion latérale de la colonne Rachidienne.

Fig. 1. État de l'échine avant le traitement.

Fig. 2. État de la Colonne vertébrale après le traitement.

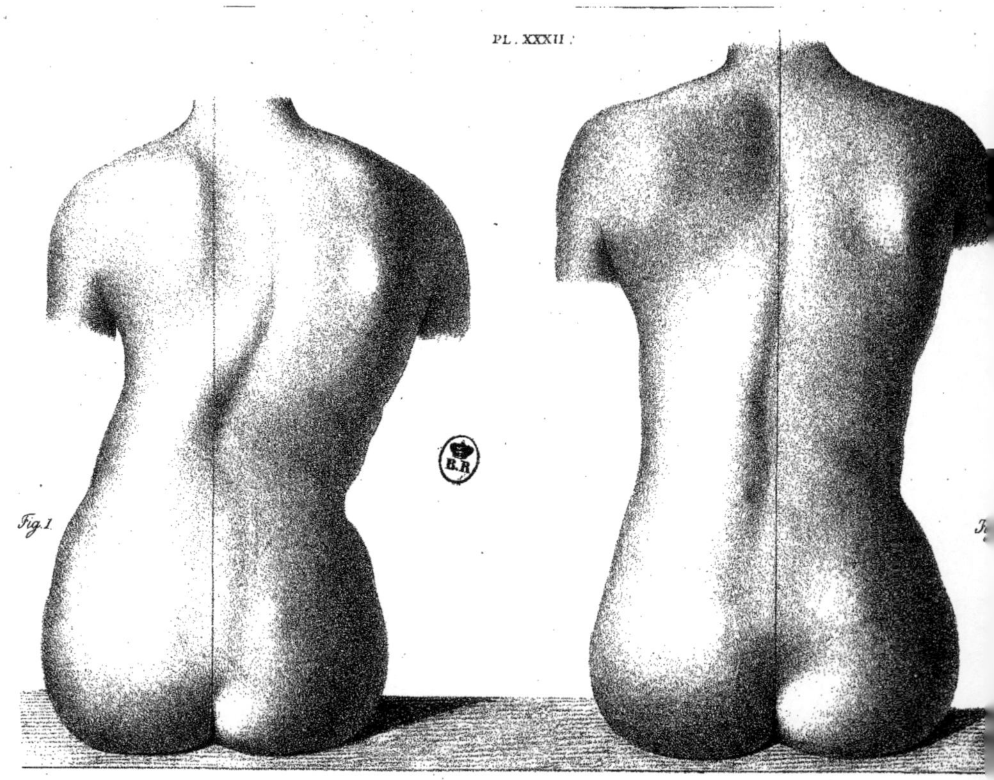

Fig. 1.

Fig. 2.

Torsion latérale du Rachis dans laquelle la convéxité de l'inflexion est à droite et la concavité à gauche.

Fig. 1. État de la colonne vertébrale avant le traitement.

Fig. 2. État de la colonne vertébrale après le traitement.

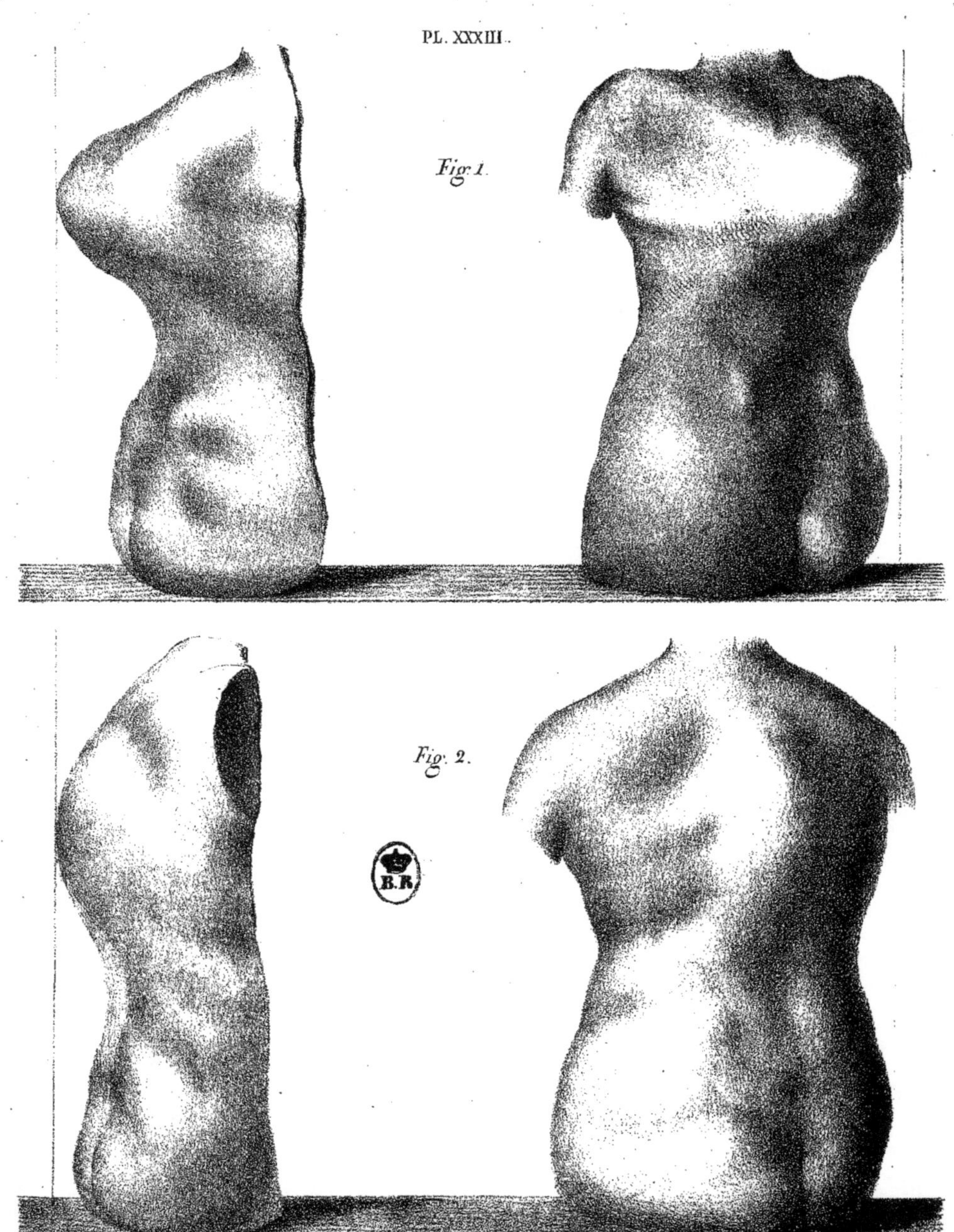

Fig. 1.

Fig. 2.

Exemple de déviation en arrière de la Colonne vertébrale vue de profil et de trois-quarts.
Fig. 1. avant le traitement.   Fig. 2. pendant le traitement.

Fig. 1.

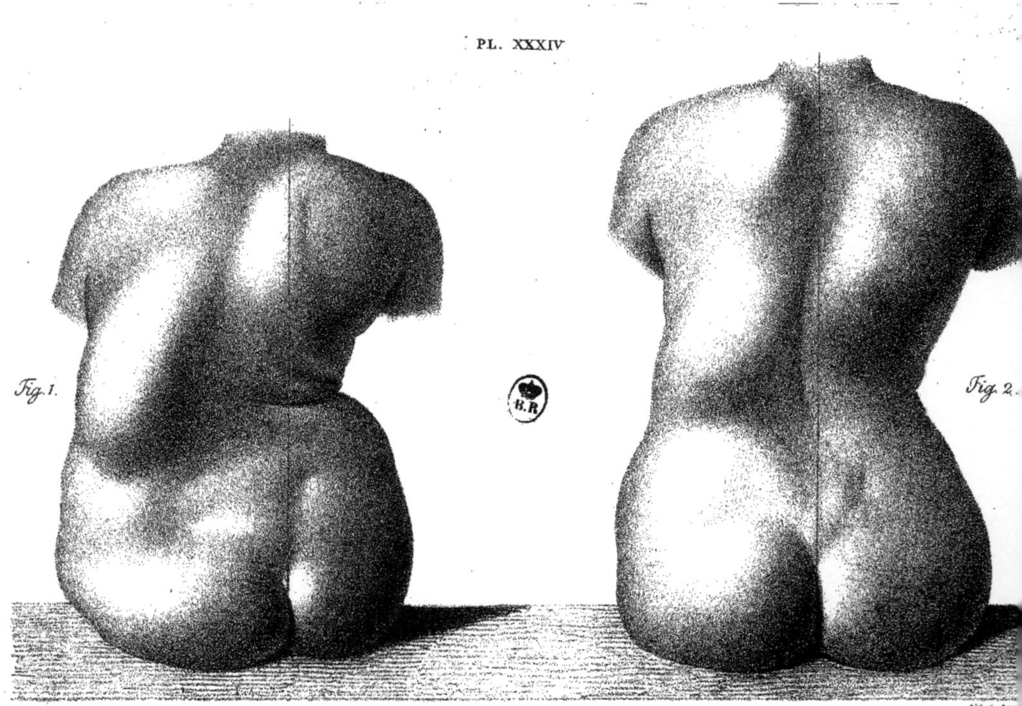

Fig. 2.

Torsion très considérable du Rachis, dans laquelle la convexité de l'inflexion était à gauche et concavité à droite.

Fig. 1. État de la Colonne vertébrale avant le traitement.

Fig. 2. État de la Colonne vertébrale pendant le traitement.

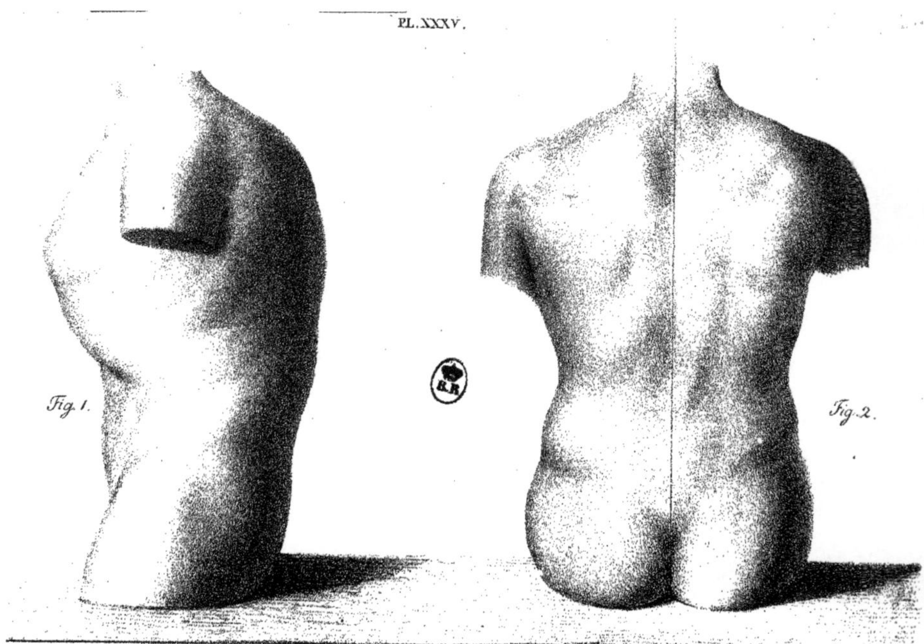

Torsion antéro-postérieure de la Colonne Rachidienne dans laquelle la convexité de la colonne dorsale était portée à un très haut dégré.

Fig. 1. État de la Colonne vertébrale et de la poitrine avant le traitement.   Fig. 2. État de la Colonne vertébrale et du Thorax après le traitement.